U0233238

神奇的营养心理学

如何用营养保持身心健康

[美] 肖恩·M.塔尔博特◎著　赵晓曦◎译
（Shawn M. Talbott）

中国出版集团
中译出版社

图书在版编目（CIP）数据

　　神奇的营养心理学：如何用营养保持身心健康 /
（美）肖恩·M.塔尔博特著；赵晓曦译. --北京：中译
出版社，2023.5（2025.1重印）
　　书名原文：MENTAL FITNESS: Maximizing Mood,
Motivation, & Mental Wellness by Optimizing the
Brain-Body-Biome
　　ISBN 978-7-5001-7383-0

　　I.①神… Ⅱ.①肖… ②赵… Ⅲ.①营养学—医学
心理学 Ⅳ.①R151②R395.1

　　中国国家版本馆CIP数据核字（2023）第062123号

著作权合同登记号：图字01-2022-5416

神奇的营养心理学：如何用营养保持身心健康
Shenqi de Yingyang Xinlixue：Ruhe Yong Yingyang Baochi Shenxin Jiankang

出版发行：中译出版社
地　　址：北京市西城区普天德胜大厦主楼 4 层
电　　话：（010）68359101　（010）68357328
邮　　编：100088
电子邮箱：book@ctph.com.cn
网　　址：http://www.ctph.com.cn

责任编辑：吴　第
排　　版：北京中文天地文化艺术有限公司
印　　刷：北京盛通印刷股份有限公司
经　　销：新华书店

规　　格：710mm×1000mm　1/16
印　　张：13.25
字　　数：125千字
版　　次：2023年7月第1版
印　　次：2025年1月第2次

ISBN 978-7-5001-7383-0　　　　定价：68.00元

目 录

CONTENTS

前言

心理健康

人类从未经历过一个像现在这样的时代——我们的技术发展得那样"超前"，但心理感受却如此苦不堪言。

毫不夸张地讲，压力、抑郁、焦虑和倦怠已经像"黑死病"一样席卷而来，成了现代社会的流行病。

在接下来的章节里，我们将很快进入对这种糟糕感觉的讨论之中。但需要说明的是："感觉"不仅存在于你的头脑中，也存在于你的肠道、心脏、免疫系统之中。实际上，大脑内外的方方面面都有"感觉"的踪迹。

二十多年来，我一直在从事心理健康领域的研究，开展这方面的演讲，撰写这方面的著作，在此之前，我已经出版过十几本相关内容的图书。

我从 2019 年初开始书写这本特殊之作，希望将围绕"肠 - 心 - 脑"轴方面最令人激动的科学进展汇集起来，将心理学、神经学、生物化学、生理学和微生物学与新兴的营养心理学（目前学界通常都这么称呼我这个专业）结合起来。2019 年初的时候，我真没想到集体精神健康问题后来能变得那么糟。

但孩子，是我错了！

国家调查结果显示：美国人的幸福感与生活满意度处于历史最低水平，而抑郁症、自杀、吸毒、对处方抗抑郁药和阿片类止痛药物的使用则处于历史最高水平。

接着，新冠病毒来了。

2020 年头几周，新冠病毒出现，随后在全世界广泛传播，使全球范围内的卫生系统、经济状况及个人身心都遭受重创。

在我写作这本书的时候，全世界已累积确诊超过 1 亿个新冠病例，有近 250 万人因此身亡，仅美国就有超过 2800 万个病例和 50 万的死亡人数。

新冠大流行之后，为了阻断病毒的传播，全球有半数以上的人口被置于不同程度的隔离和封锁之下。这些限制措施将会极大地影响受困者们的身心健康。调查研究显示：世界范围内的心理健康问题出现了显著的持续增加，尤以青少年及年轻成人为甚。

导致心理健康问题增加的根本原因有多种，有生物学原因，有心理学原因，也有经济原因，但归根结底，它们都聚焦到了对心理健康危机之迫在眉睫的众多预测之上。现如今的心理健康危机已经非常严重了，而在后新冠时代里，它只有可能愈演愈烈。

我希望你会站在我这边，认同"没有心理健康就没有身体健康"的观点。它们是一枚硬币的正反面。我们都只活一次，要在这绝无仅有的一生中发挥自己的最大潜能，保持身心双重健康至关重要。

我们将在本书中探讨诸多类似的话题，也会思索如何使用基于研究的自然途径来提升我们的心理感受，以及改善我们在日常生活方方面面上的身体表现。

感谢大家的参与。

肖恩·塔尔博特（Shawn Talbott）

美国犹他州盐湖城

2021 年 2 月 24 日

引言

什么是心理健康?

你可能会惊讶地发现,当今世界最为严重的健康问题并非心脏病、癌症、糖尿病以及阿尔茨海默病,而是抑郁症、焦虑症、慢性疲劳、睡眠不足和日常压力这类精神问题。在生物化学、生理学和行为学等多个维度上,"心理健康"都像一把包罗万象的大伞,决定着我们的总体健康状态,而"心理健康",指的就是精神的最佳健康状态。

比方说,在感到压力很大时,人更容易摄入垃圾食品,导致腹部脂肪囤积,但倘若我们收放自如,就不会迫于压力暴饮暴食,也能养成更好的饮食习惯。在感到疲倦时,我们不太会去锻炼或是冥想,但如果我们睡眠质量良好,新陈代谢正常,就有足够的能量水平去维持健康的生活方式。在感到抑郁时,我们自顾不暇,更难与他人积极互动,但假使拥有好心情,我们就更会爱自己,也更能将这份爱播撒到四面八方。

精神健康的方方面面,以及终极的心理健康,都会推动行为发生具体变化,并对我们的身体健康产生消极或积极的影响。

设想一下,倘若你的"默认状态"是倾向于心理健康的。

设想一下,假使你的自然能量水平很高,你会觉得每天都好像做过体育锻炼。

设想一下,如果面对日常压力,你都具备心理弹性,那么你就可以直面它们，处理好大小事务。

设想一下，假如拥有自然积极的人生观，你就能用正面的态度去感染他人，而不必用消极悲观的观点来看待世界及你在其中所处的位置。

这本书将会帮助你了解：优化心理健康状态，不仅能提升你的感受（长期的和即时的），因此而产生的变化还能改善你的身体健康——包括外表以及在各方面的表现。

世界卫生组织（WHO）将心理健康定义为"一种幸福的状态"，在这种状态下，个体能够：

◆ 实现他 / 她的潜能；

◆ 应对生活中的常规压力；

◆ 卓有成效地工作并富有成果；

◆ 为其所在社群做出贡献。

心理健康问题的发生存在连续性：

◆ 低水平下的抑郁、焦虑和倦怠（"挣扎期"）；

◆ 日常水平下的压力、夜间的烦躁，感觉"无趣"（"典型期"）；

◆ 高水平下的健康状态，体力充沛、精神敏锐、创造力旺盛、活力四射（"优化期"）。

问题

世卫组织已将压力和抑郁定性为全球范围内的流行性疾病。仅北美地区，每年就有数以亿计的人们会花钱来拯救自己的"感觉异常"，人们购买抗抑郁、抗焦虑药物，阿片类止痛药，治疗注意缺陷多动障碍的药物以及改善睡眠类药物，还有层出不穷的能量饮料与垃圾食品，以此来对抗疲劳、压力及沮丧的感觉。

遗憾的是，虽然这些方法中的确有不少能够改变感觉，但却没有一个能使我们的感觉变得更好。这些综合疗法通常并不能帮助我们产生"好"的感觉，而是用一种坏感觉来替代另一种坏感觉。

脱节

在过去50年里，美国的人均医疗保健支出增加了2000%以上，但我敢打赌，今天的人们在许多方面都不如50年前的同龄人健康。从世卫组织的数据看来，美国拥有（目前为止）全球最为昂贵的医疗保健系统，但其公民的整体健康程度和幸福感的排名却接近末尾（总排名第72）。

现代疾病护理模式的支出占据了全美经济的20%以上——这些支出中占比最大的部分来自"躯体疼痛"和"心理疼痛"的处方类药物。"躯体疼痛"类药物包括广泛的消炎与镇痛药，其中也包含阿片类药物。"心理疼痛"类药物涵盖范围更广的抗抑郁药、镇静剂以及助眠药。还有一些药物，虽然花费不多，但却增长迅速：例如一些与肠道问题相关，像是治疗肠易激综合征以及克罗恩病的药物；与大脑问题相关，比如治疗注意缺陷多动障碍、自闭症谱系障碍以及阿尔茨海默病的药物；以及一些与心脏问题相关，比方说治疗心血管疾病和高血压的药物。

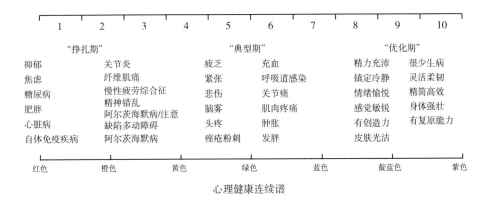

心理健康连续谱

肠道、大脑及躯体的生理失衡导致了心理的同步失衡，它们影响着我们的身、心、精神感受，这些广泛存在的现代疾病已经演变成了流行病，诸如抑郁、焦虑、倦怠、注意缺陷多动障碍、自闭症、失眠、阿尔茨海默病、慢性疲劳综合征、纤维肌痛及创伤后应激障碍的发病率出现了前所未有的增长。

当前的"解决方案"并不奏效

看起来我们庞大的医疗保健支出，尤其是处方类药物的支出，根本就没能帮助改善我们的身心健康状况。请想一想，在你认识的人中，包括你自己，是否会遇到一些比较常见的"大脑"症状，比如：压力、难以集中注意力（或容易分心）、脑雾、白天疲劳、夜间烦躁不安或是难以入睡。如果你有这些"疲惫、压力及抑郁"类的症状，那说明你已经中招了。

◆ 超过 6000 万的美国人有抑郁和／或焦虑问题；

◆ 每 5 个美国人中就有一个人服用情绪调节药物，包括抗抑郁药、抗焦虑药及其他药物；

◆ 超 85 岁人口中有半数以上会罹患阿尔茨海默病（这部分增长最快）；

◆ 超 10% 的孩子患注意缺陷多动障碍，许多人服用哌甲酯（利他林），还有一些在化学成分上与甲基苯丙胺（又称"冰毒"）非常类似的药物；

◆ 包含阿斯伯格综合征在内的自闭症谱系障碍，在过去的五到十年里的发病率猛增了 10 倍以上（现在大约每 166 个孩子中就有一个达到患病的程度）。

在我们这样一个全天无休的现代社会之中，压力是源源不断的，它来自心理、生理、细胞、环境、社会经济以及其他方方面面（包括与心理健康密切相关的日益流行的孤独感——后面会详细说到）。

尽管我本人近 20 年来一直专注于对营养、生物化学及心理学之间联系的研究——我们思考营养物质如何以及为何会使我们产生某种感觉——但是，没人能从争取心理健康的战争中逃脱。过去，我和我的家庭成员都曾与压力、抑郁及成瘾的感觉作战，但现在，我们处在史上最令人兴奋的时期，因为我们终于能用传统的自然选择途径来应对当今世界里的现代人所要面临的心理健康问题了。

在过去几年中，我们对心理健康的科学理解发生了根本的改变。我们被引领到了改善心理健康、增强心理素质以及优化心理表现的新方向。本书关注的是我们在理解古代 / 传统医学及自然生活方式上的突破，比方说营养补充剂、锻炼 / 运动、睡眠 / 压力，以及其他经过科学验证的、可以极大改善我们在生活各方面感觉与表现的工具。

新的解决方案——我们的三个"大脑"

位于头部的大脑（"第一大脑"）与肠道（"第二大脑"）及心脏（"第三大脑"）都有关联。这三个"大脑"互相发送并广泛接收信号，每个"大脑"都各有优缺点。

正是这三个"大脑"的协调行动——及其之间的相互作用——最终决定着我们的整体心理健康状况。

位于头部的思考型大脑当然可以感知情绪，并且决定我们的行为。但是，大脑能够感知到什么，取决于它从身体其他部位，比如肠道和心脏（另外两个"大脑"）接收到的信号。头部的大脑接受这些信号，并将其整合为一个决定、一种情绪，或是对周围世界的一种解释，它帮助确定自身状态在心理健康连续谱上所处的位置以及我们的总体心理健康水平。

大　脑	功　能	优　势
头部（第一）＝"头脑"	思考型大脑（逻辑／标志）	逻辑性
肠道（第二）＝"身体"	感知型大脑（情感／同情）	直觉性
心脏（第三）＝"精神"	感受型大脑（信任／气质）	共情性

头部的"思考"脑所接收的信号主要是从肠道中的"感知"脑和心脏里的"感受"脑发出的。我们需要让三个"大脑"保持一致（相对于不一致），保持同调（相对于不同调），来获得最佳的心理健康状态。这是一种"大脑"之间的通力协作，我们对"第一大脑"从肠道与心脏接收到的信号进行优化，以此帮助自己在心理健康连续谱上不断前进。

三个"大脑"通过一个复杂的神经、细胞及生化网络来相互"交流"。这个网络——也就是"肠－心－脑轴"——是由处于消化系统（"微生物群"）中的近100万亿个细菌和由心脏产生的电磁信号云所构成的。这些有益菌和连贯的心脏信号之间相互协调，它们帮助调节免疫系统的功能，优化身体的炎症反应，并为我们身心健康的多个方面提供支持。

心理健康

"活力"一词是我们描述心理健康状态的一种方式。在帮助人们提升心理感受的干预措施研究中，"活力"被定义为"一种持续的三层情绪状态，其特点是体力充沛、精神敏锐以及情感健康"。在心理学研究中，"活力"也是与"倦怠"相反的一种状态。

我研究"活力"至少有20年了，在这20年间，我们对"哪些因素会提高和降低活力"这一问题的理解发生了一些有意义的变化。过去人们认为，活力只与大脑及其各种压力激素（比如皮质醇）所产生的多种影响相关。但后来，当科学发展到一定程度，我们还知道微生物群（数万亿个肠道菌群的集合体）分泌了高达 90% 的体内神经递质，比如血清素和多巴胺，这些神经递质对人的情绪、动机和复原力有巨大的影响。更近期的科学和医学观察表明，通过发送到大脑的电磁信号，心脏也在决定我们的精神健康方面起着相同的影响作用。

我所说的"饮食"，不仅包括我们吃进去的食物，还包括我们"喂"给身体的活动"饮食"和"喂"给大脑的思想"饮食"。对"饮食"最恰当的定义是"习惯性接触"，所以说，我们常态化接触的任何东西——包括食物、补充剂、运动、思想、经历和人等——都会成为滋养三个"大脑"（及它们之间轴）的"饮食"，并且决定我们的心理健康水平。

我写过几本有关活力概念的畅销书，其中也包括如何在面对现代压力时采取自然途径来增强活力的内容。我在这本书中使用了"心理健康"这一术语，我尝试去了解三个"大脑"（头 / 肠道 / 心脏）及其互动"轴"间如何相互作用，以影响我们的整体心理健康，并将相关方面的最新科学认识汇集起来，以此丰富该领域的想法，并扩展人类的福祉。更重要的是，这本书不仅关注我们对三个"大脑"之间关系的理解，还关注我们可以采取何种实际方法来管理这种关系，进而提升自己的感觉与表现。

第一部分

肠－心－脑轴

第一章

大　脑

人类大脑可能是有史以来最复杂的"机器"了。人脑有超过 860 亿个神经元，它们创造了超过 100 万亿个连接（突触），其程度甚至比高度网络化和错综复杂的全球互联网连接还要复杂。据估计，人脑的记忆容量约为 1PB（约 100 万 GB），约等于整个万维网的容量。简单地说，我们头部这个约 1.5 千克重的大脑器官是宇宙已知空间中最为复杂的物体。它在创造力、逻辑、计算、问题解决和理解力等各方面都能做出惊天壮举——我们可以对其中的每一项能力进行改进和优化，以帮助自己过上更好的生活。

对于人类这种体型的哺乳动物来说，我们的大脑比进化预期的要大（约 7~8 倍），但它仍然只有大象大脑重量的 1/3 和鲸鱼大脑重量的 1/5 左右。人类大脑之所以如此特别，与其说是因为它的整体大小，不如说是因为其中的神经元，不仅是神经元的总数量，更重要的是，这当中有 160 亿个皮层神经元——其中包裹着大脑最外部褶皱层的神经元被称为大脑皮层。正是因为有了大脑皮层，人类才能够发展出复杂的逻辑，并且有了出色的问题解决、策略形成、计划、创造和适应能力。

我们的大脑由至少 75 种不同类型的细胞组成——这其中不只包括可传导电脉冲的神经元，还包括非电细胞，我们称之为胶质细胞，其数量不少于神经元。较小的胶质细胞被称为小胶质细胞，它们是大脑免疫系统的一部分，负责巡视大脑并且吞噬可能损害神经元的外来物质。星形细胞也是一种胶质细胞，它通过控制神经递质的水平和帮助修复神经元损伤来调节神经元环境。星形胶质细胞还会"剪掉"旧的或废弃的神经元连接，这是形成"大脑可塑性"的直接途径，这种"可塑性"可以使大脑在对个体经验做出响应的过程中获得结构及功能的双重成长与改变。除了大量脑细胞以外，脑内细胞之间也存在着一些空间——我们称之为脑室，脑室会产出一些叫作脑脊液的液体，所有脑细胞都浸泡在这种液体之中。每天，我们都会制造出大约 1 品脱（译者注：1 英制品脱 =568.26125 毫升）的脑脊液，它能为大脑提供缓冲，还能携带营养物质，并冲走毒素，使大脑保持良好的工作状态。

所有脑细胞大致可分为灰质（神经元的主体）和白质（长约 805 千米，相当于一条可以发送信号的光纤）两个部分。灰质部分所特有的深度褶皱使大脑呈现出核桃状的外观，这种构造使得神经元之间的联系更加紧密，也大大加快了它们的信息处理及交流速度。研究表明，越聪明的人，其大脑的褶皱程度越高，更酷的是，所有人都可以主动提升自己大脑的褶皱程度，并通过定向学习强化不同脑区之间的连接。我们都有机会变得更聪明，并使自己的大脑获得成长——就算是在老年期也是一样。我们把这种认为我们能积极改变自己大脑的想法称为"大脑可塑性"，它标志着人类能够提高通过神经元网络传导神经信号的效率，也可以将大脑的"形状"变更为一种全新的、更优的结构。

大脑可以被分为两个"面"（左边和右边），也可以被分为两个"层"（上层和下层）。许多人觉得自己之所以会形成某种特定的人格类型，是因为他们的大脑是由某一边所主导的，不是"左脑"（主理性、逻辑和分析）就是"右脑"（主创意、艺术和自由奔放）。事实上，这总的来说还是一种迷思，研究表明，我们对大脑的使用还是立足于整体的。过去认为，大部分人用左半脑处理语言，用右半脑处理情绪。这是个事实，但这一事实也导致了一种误解，即左半脑只处理逻辑思维信息，而右半脑只处理情感信息，但实际情况比这要复杂得多。比方说，尽管左半脑负责生成复杂的言语，但我们必须依靠右半脑才能理解这些言语的情感内涵和抽象意义。创造性思维并不仅仅依靠右半脑产生，事实上，它需要我们激活横跨两个脑半球的广泛细胞网络才能实现。

更新研究表明，在考虑大脑功能时，上下分区的想法比左右分区（从结构看是这样）更有意义。上层脑区参与计划的制定与执行，并根据新的信息和经验对其进行调整。下层脑区则主要处理输入大脑的情绪和感官信息（包括肠道和心脏——后面会详细介绍），对信息进行分类，为感觉与事件赋予意义。

再说一遍，我们对大脑的使用是立足于整体的，但是，每个人在某种程度上都有可能偏向于使用上脑或是下脑，这两种模式都各有利弊。比方说，一个上脑发达的人可能会是个富有创造力的行动派，但他兴许很难基于新信息和不断变更的实际情况来调整计划（企业家往往是这类人——他们会一时兴起跳出飞机，然后在下降的过程中再去寻找降落伞）。同样的，下脑发达的人可能擅长于项目规划，但他们却可能不愿意或者没办法扣动扳机，以一种有意义的方式去推动项目进展。正如有针对性的学习与经验能够改善左右半脑间的联系，它们也同样可以改善上下半脑间的联系——通过这个过程，我们可以提升自己的多元智力，提高我们的学习效率。

上脑——也称"逻辑"脑——包含新皮质，约占大脑质量的80%，对人类创造、执行和监控计划的能力很有帮助：

◆ 额叶——问题解决、复杂思考、决策

◆ 前额叶皮层——计划复杂行为

◆ 运动皮层——计划和运动执行

◆ 顶叶——感知和感觉信息整合

下脑——也称"原始"脑——主要在潜意识情感层面运作，以帮助我们对情感信息进行分类和解释：

◆ 颞叶——听觉，将感觉信息处理成记忆

◆ 枕叶（包括视觉皮层）——视觉处理

◆ 海马体——记忆

◆ 杏仁核——调节情绪，特别是恐惧／压力反应

◆ 伏隔核——控制多巴胺（主管动机和奖赏的神经递质）释放

◆ 小脑——控制肌肉功能

◆ 垂体——释放 β - 内啡肽（减轻疼痛）、催产素（增加信任感）、肾上腺皮质激素（使肾上腺可以释放皮质醇）和生长激素

◆ 下丘脑——下丘脑－垂体－肾上腺轴（HPA 轴）上的第一个节点，控制应激反应系统，释放促肾上腺皮质激素，刺激垂体释放肾上腺皮质激素，进一步刺激肾上腺释放肾上腺素和皮质醇

研究表明，解决独特问题的能力（流体智力）与额叶中的灰质体积以及前额叶两半之间的白质连接量有关。人类智力还与以下事实相关：我们的大脑从未彻底关机（至死都是），就连睡觉的时候，它们也总是表现出一定程度的活动水平。我们把休息状态下最活跃的脑区称为"默认模式神经网络"（default mode network），这些区域在做白日梦或是注意力被暂时关闭的时候最为活跃。默认模式神经网络是我们思考过去和推测未来的能力源泉，它也是我们保持"睡眠状态"之后所产生的灵感火花。在睡眠过程中，大脑呈现出一派繁荣景象，它忙于清除有毒的代谢物，调节激素水平，构造梦境，我们把这个过程理解为是默认模式神经网络在快速眼动期进行的

活动，帮助我们给经验归档，供日后回忆（学习）及新行为的模拟，以此帮助我们在清醒状态下保持活力（洞察力）。

大脑可以被分为有意识的和潜意识的两个"部分"，这两个部分被统称为中枢神经系统。我们的"周围"神经系统的其他区域也会延伸到人体的每个角落，被分为不同的部分，并且独立于大脑的有意指令而单独运作。

无意识神经系统

你可曾想过你是怎么消化食物的（无须意识指导就能完成）？为什么在压力状态下你会出汗或者气短？为什么在紧张的时候你会觉得恶心或者必须上厕所？以上种种，还有更多相关的功能都是经由你的"无意识"或者说自主神经系统（ANS）来控制的。自主神经系统是人体神经系统的一个分支，它负责调节的大都是内部器官中无法被人体有意控制的部分，比方说心脏、胃、腺体、平滑肌以及心肌。尽管你也许感觉不到它的存在，但这个系统始终都在参与你的生命活动，它每毫秒都在发生变化，来帮助你以最佳状态适应周围世界发生的一切。

我们继续做进一步的细分：自主神经系统包含两个部分——交感神经系统（SNS）和副交感神经系统（PNS）——它们的工作方式刚好相反，但（大部分时候）能保持协调。我们通常认为自主神经系统具有"战斗或逃跑"的特性，它作为先前提到的下丘脑 – 垂体 – 肾上腺轴的一部分，帮助人体调节其压力反应（稍后我们会再讲到这部分）。

大多数当代人都面临着无尽的压力。无论这些压力是来自工作、学校、同辈、爱人或是其他东西，我们都会在某些时刻体验到它。压力可以被定义为"由不利或严苛环境所导致的精神、情绪或身体的紧张状态"，对许多人而言，这就是他们的默认状态。有趣的是，人体对于诸如丢了苹果手机，或是看到有 10 个来自妈妈的未接电话这样的"间接压力"也会产生同样的生理反应，那感觉就好像我们在应对什么生死攸关的状况一样。我们的身体分泌出神经递质和激素，促成这些反应，这些化学信使在人体内传递信号，帮助不同的器官和系统之间进行交流。无论是在白天还是夜晚，我们体内可能都有超过 50 种的激素和神经递质正在工作，它们调节心率、血压、体温和保水力，确保我们的睡眠周期、细胞成长和葡萄糖水平处在正常范围内。

与之相反，当交感神经系统忙于"启动"自体引擎的时候，副交感神经系统则负责让我们"休息与消化"。它帮助保持身体健康、储存能量、消化食物、进行繁殖、排泄废物并抵抗感染。人体通过 12 对颅神经来控制身体的感觉及运动功能。其中最重要的是"迷走神经"【第 10 对颅神经，以拉丁语中"游荡"（wandering）和"流浪"（vagran）一词的词根命名】，因为它通过神经活动影响许多组织，包括在第一、第二（肠道）、第三（心脏）"大脑"及其他重要器官系统，比如肺和肾上腺之间制造连接。作为自主神经系统的一个重要组成部分，迷走神经协调三个"大脑"之间的沟通活动（想想直觉，遵从内心）。你可以通过像深呼吸这样简单的技巧来积极调动你的"迷走神经"，这种方法几乎能让你即刻就从过度活跃的压力反应中平息下来（后面会有更多的介绍）。

交感神经系统与副交感神经系统协同工作，帮助你的身体保持平衡。与其将这二者形容成对手，不如说它们分属一架天平或跷跷板的两端，一端是交感神经系统（负责"唤醒"），另一端是副交感神经系统（负责"镇静"），它们持续转换方向，追求平衡。自主神经系统不断做出调整，比如改变体温、降低心率，或是向身体的某一特定区域输送额外血液，以达到一种平衡，即所谓的"内稳态"。没有它，人体的情感状态及激素分泌就会变成一团乱麻，你就没法调节饥或饱的感觉，或是在遭到威胁的情况下进行反击。总体而言，自主神经系统对人的身心健康都起着重要的作用。

神经元和不同脑区的一切大脑活动以及信号传输"能力"都有赖于一种专门的化学信使，我们将之称为神经递质。人体内有200多种已知的神经递质，经由它们，细胞之间可以展开广泛的交流，并对我们日常生活的各个方面都产生影响——包括情绪、能量水平、精神集中程度、压力水平、痛觉感知、免疫功能、创造力、动力及有关身心健康的许多其他方面。

与心理健康有关的关键神经递质

神经递质	主要功能	状态欠佳时
GABA（γ-氨基丁酸）	放松	紧张 焦虑 失眠
乙酰胆碱	肌肉收缩	疲劳 渴望/成瘾 脑雾
多巴胺	驱动/奖赏	疲劳 抑郁 缺乏热情/快感缺失
5-羟色胺（血清素）	心情/幸福感	抑郁
去甲肾上腺素	注意力/警觉性	脑雾 注意力缺陷
肾上腺素	警觉性/警惕性	脑雾 疲劳
组胺	应激反应 免疫支持	烦躁不安/经常性感冒/流感/过敏

续表

神经递质	主要功能	状态欠佳时
催产素	连接感 / 信任感	社会脱节 孤独感 / 隔离感
脑源性神经营养因子（BDNF）	神经元生长 / 存活 大脑可塑性	记忆问题 脑萎缩 痴呆
内啡肽	镇痛（痛觉控制）	疼痛
内源性大麻素	神经调制 调节体内平衡	疼痛 记忆问题 紧张 / 焦虑 失眠

大脑真的掌控着一切吗？

考虑到大脑的结构已经复杂到要同时涵盖神经元、突触、脑区和神经递质等多种概念了，你可能会觉得（就像几个世纪所有人都认为的那样）它就是"决策者"，这意味着大脑可以完全决定我们的思想和行为，它独立支配着我们的情感和情绪，并在很大程度上"主持"着我们的思维和行动大戏。你不是唯一一个会这么看待大脑的人——但你还是想错了。

毫无疑问，大脑的确与我们的思维方式、感觉以及行为密切相关，但头部的这个大脑只是人体数个"大脑"中的一个，它也只是更广范围下的脑－体连接里的某个部分而已。相信直觉、遵从内心，这不仅是几句抽象的短语。几个世纪以来，它们一直是人类的词汇集合表中的一部分，因为即便我们不能完全理解它们或是对其原因做出解释，也确实能够"感觉"

到这些感觉。当今科学告诉我们，肠道中的微生物和来自心脏的电信号是可以被大脑"读取"，并极大地影响我们的情绪、行为，以及身心健康的。因此，从肠道细菌（微生物组）发送出的化学信号，以及由心脏所产生的电场，也可以被看作是某种"神经递质"，它向位于头部的这个大脑发送信号，使其能以某种方式运作和执行指令。这个关于人类"三个大脑"的新兴概念正在从根本上改变我们对心理健康和人类表现的认知，新兴科学为我们提供了许多额外的工具，以帮助人类在压力日益增大的世界中繁荣发展。

第二章

肠脑
(和微生物组)

两千多年前，古希腊医生及现代医学之父希波克拉底宣称"一切疾病都始于肠道"——直到最近，学界都还普遍认为这是一个古板且过时的想法。除了可被观察到的"肠道症状"，比如胃溃疡、肠易激综合征还有克罗恩病以外，大部分医疗从业者都不会过多地考虑肠道对身体其他部位的健康有什么影响。

然而，请考虑以下情况：我们在坠入爱河或是感到紧张的时候会觉得肚子里有只"蝴蝶"；当我们对所做的决定感到纠结时会产生一种"直觉"；觉得饿时，胃会"咆哮"；压力大时，人也会感到"恶心"。许多人都知道，如果肠道"死机"，我们绝对没法感觉良好，反之亦然；而当遭受情绪上的压力和抑郁时，肠道也不能置身事外。

以上及其他许多例子都表明，位于头部的"第一大脑"（"思考"脑）与肠道中的"第二大脑"（又称"感觉"脑）之间有着密切的联系。我们常说，人类依靠直觉来做决定。科学研究表明：身体的感觉可以预测心理的影响，比如当觉得恶心时，我们对于某种违反道德的行为可能会做出更严苛的判断。现在，肠道被看作一个"感觉"器官，它有能力检测到人体的内在感受，也有能力体验到人在其所处的外部环境（包括社会互动）中所产生的感觉。

从解剖学的角度来看：肠道内壁有明显的"味觉"感受器，它们分布在整个胃肠道中，不仅要负责检测进入体内的营养物质、毒素以及病原体，还要负责将这些信息传送给大脑。肠道内有超过 5 亿个神经元，它们可以独立地协调消化过程（无须大脑参与）；肠道内还有超过 1.8 千克的细菌（微生物群），它们会对人体的每个器官产生影响，包括大脑。

大量针对小鼠的研究表明：改变肠道中的菌群环境可以改变生物的行为，而这些行为与性格的外向或是内向，情绪的抑郁或是焦虑，以及体形的肥胖或是瘦弱有关。对人类而言，食用发酵食品（酸奶）以及在饮食中补充特定菌种的益生菌可以对人在休眠状态下的大脑活动产生深远影响，它们对人在压力事件下的行为 / 情绪反应也有极其重要的作用。事实上，较新研究显示：某些类型的肠道细菌与抑郁症相关。新兴证据也表明：广泛的神经系统疾病，比如自闭症及阿尔茨海默病都可能起源于肠道。例如，帕金森病的典型致病因子—— α－突触核蛋白就首先出现在肠道中，而这个过程早在其扩散至大脑（可能是通过迷走神经）前 10 年就已经发生了。癫痫患者肠道中微生物组的变化及其所传送的信号，则可以解释为什么高脂"生酮"饮食可以帮助某些患者预防癫痫的发作。围绕人体肠道中数以万亿计的菌群、活性物质以及代谢活动所展开的近期研究催生了"精神益生菌"的概念——也就是一种针对微生物组而开发的，旨在提升人体心理健康水平的药物。

从大小看来，人类的肠脑——我们称之为"肠道神经系统"（ENS）——只有头脑的 1/200 大（肠道神经系统中约有 5 亿个神经元，而大脑中约有 1000 亿个）。但是，肠脑在体积上的缺失，却通过其在神经递质生产方面的优势得到了弥补。通常我们认为：诸如 5- 羟色胺（血清素）和多巴胺这样的神经递质是在大脑中所产生的情绪化学物质——它们的确是，但也只是在某种程度上是。人体内有高达 95% 的血清素（这是种产生"幸福感"的神经递质）是在肠道中产生的。同样的，肠道还生产了高达 70% 的多巴胺（用于提供动力）、大部分的去甲肾上腺素（用于专注）、γ-氨基丁酸（用于放松）及其他多种物质。

除了产生神经递质以外，肠道还涵盖了机体 70% 以上的免疫系统（帮助"大脑"之间开展相互沟通——在接下来的章节中会详细介绍），它也是构成人体微生物组中近 100 万亿个细菌的家园，拥有了它，人类就像是拥有了一个处于机体内部的、可以按需分配的天然药房一样。

什么是肠道微生物组？

"微生物组"一词指的是居住在胃肠道内的数万亿细菌、病毒、真菌及其他微生物的集合。在你觉得厌恶之前，先想一想：这些"居民"（主要是细菌）已经与人类共同进化了数百万年——而且它们在地球上居住的时间比人类存在的时间还要长数亿年。与其把细菌当作敌人，不如把它们当作伙伴，以及能够改善人体健康及福祉的盟友。

尽管要得出细菌的精确总量有点难度，但是研究表明：人体内的微生物组包含 20 万亿至 100 万亿个细菌（在生命过程中会随人的年龄及健康状况发生改变）。把这个数字拿来和人体的细胞总量（约 10 万亿个）或是人脑的神经元总量（约 100 万亿个）做对比，你就能明白我们要面对的细菌数量是何等庞大了。为了给你一个直观的印象，我们来做个对比：银河系里大约有 2000 亿至 4000 亿颗恒星，无论你选取哪种数量级来统计微生物组中的细菌总数，它都要比银河系里的恒星数量多出许多倍。更匪夷所思的是，微生物组中有 1000 多万个细菌基因，这比人体自身的基因多样性还要多出 100 多倍，这也意味着人体中有 99% 以上的基因都来自微生物。这些微生物基因可以影响人体的基因功能，进而调控我们罹患各种疾病的风险。

益生菌、益生元及发酵食品

一旦你了解了肠道菌群对人体的身心健康有如此大的影响，你就很可能会感兴趣：怎么才能保持最健康的微生物组状态呢？通常情况下，我们会去找一些膳食补充剂，比如吃些能提供有益菌的益生菌，来改善肠道健康。从积极的角度看，许多极好的针对人体的研究都表明：益生菌补充剂对心理健康（如抑郁、焦虑和压力等）和身体健康（如免疫支持、炎症平衡、便秘、腹泻和胀气／腹胀）的许多方面都有明显的好处。从不那么积极的角度看，益生菌补充剂带来的好处具有"菌株特定性"，这意味着同种菌群只能提供某些特定的好处（而非其他好处），这样，你就得了解这些菌种才能知道其疗效——但是绝大多数商业化的益生菌产品都不会披露配方中的菌种名称。

这是个问题。你不会买那种标签上只写着"维生素"的综合维生素产品，那你又怎么会买一种只列出了细菌种（比如"鼠李糖"）属（比如"乳酸菌"）而没有标注具体菌株名称（比如 "R0011"，这种特定的鼠李糖乳杆菌对减少压力有好处）的益生菌呢？

在展开进一步讨论之前，我们先来定义一下什么是益生菌。世卫组织将益生菌定义为"摄取适当数量后，能对宿主的身体健康发挥有益作用的活的微生物"。而益生菌（真正的细菌）与益生元不能混为一谈，国际益生菌和益生元科学协会将益生元定义为"一种有选择性地刺激微生物的生长，进而对宿主的身体健康发挥有益作用的基质"。因此，益生菌属于细菌，而益生元是指细菌的食物（就像是纤维）或者其他能改善人体健康状况的东西（如植物营养素）。

某些益生菌或益生元（或是二者的组合，通常称为"合生元"）膳食补充剂可以为人体的身心健康提供广泛的益处，但并不是所有的细菌都是益生菌（除非它们能给宿主健康带来明显的益处），也不是所有的纤维都能算益生元（除非细菌在使用它的过程中能给宿主健康带来益处）。

益生菌的一般饮食来源包括水果和蔬菜，如全谷物、燕麦片、豆类、香蕉、芦笋、韭菜和菊苣。我们饮食中的益生菌纤维以未被消化的状态到达大肠（结肠），并在大肠中滋养微生物组中的细菌，增加其中"好"细菌（如乳酸菌与双歧杆菌）的数量与活性。遗憾的是，西方饮食中的总膳食纤维含量是极度不足的，尤其是益生菌纤维含量，这直接导致了 21 世纪"现代"疾病的急剧增加，比如癌症、肥胖、糖尿病、抑郁、焦虑等。研究已经证明，补充益生菌纤维能够减少压力、焦虑和抑郁症状，并提高人体的抗压能力和认知功能。事实上，针对特定益生菌纤维的研究带来了一些更激动人心的消息，比如 β - 低聚半乳糖和半乳甘露聚糖能够改善自闭症谱系障碍病例的社会行为，而该疾病就是由微生物组及整个肠 - 脑轴的功能破坏所导致的一个典型例子。

益生菌，无论是被用在食品补充剂还是发酵食品里（想想酸奶、酸乳酪还有康普茶）都能通过各种途径对人体健康产生益处，这些途径也包括与我们体内常驻微生物组细菌和肠道内壁（上皮）的相互作用。科学研究表明：人体摄入特定菌种之后，这些细菌之间产生的相互作用有助于改善新陈代谢（帮助平衡血糖及胆固醇水平）、免疫力（对抗感冒／流感和过敏）以及激素平衡（包括雌激素／睾酮平衡、甲状腺功能及皮质醇敏感性），甚至还能减少某些标志衰老过程的特殊反应发生（比如炎症/氧化反应）。

也许益生菌和益生元所能带来的最吸引人的效果，还是它们能够直接（并且快速地）调节大脑的生理机能，继而改善心理健康状况。越来越多的人相信，益生菌与益生元不仅是能够帮助我们提升感觉的自然途径，也是能改进我们表现的干预措施，它们可以优化神经递质的分泌状况（使思维速度更快、创造力更强、注意力更集中），增加神经发生（保护现有脑细胞，催生新的神经元并增加神经元之间的连接），并减少神经炎症（提升记忆力，减少痴呆和阿尔茨海默病的患病风险）。

事实上，人体临床试验已经表明：特定的益生菌菌株（瑞士乳酸菌 R0052 和长双歧杆菌 R0175）可以减轻抑郁、焦虑及压力症状。我们使用相同的菌株对啮齿类动物做了研究，结果表明：这类菌种对在慢性压力及衰老过程中受损的大脑区域（下丘脑、海马体、杏仁核）具有强化保护作用。虽然我们不能在人体摄入益生菌补充剂后对其大脑做解剖来研究菌株的效果，但是通过使用功能性磁共振成像技术，研究人员还是能够发现："精神生物"类细菌可以改善大脑活动，包括杏仁核的恐惧反应、前额叶皮层的神经连接以及下丘脑的活动。而这些活动都与我们测量大脑的性能及认知能力直接相关。

除了益生菌（细菌）和益生元（作为燃料的纤维）以外，学界还出现了阳生素（phytobiotics）、后生元（postbiotics）和原生素（protobiotics）的新概念。阳生素指的是能够改变微生物组结构与功能的非纤维植物化合物（如多酚）。后生元指的是由微生物组产生的生物活性化合物（如短链脂肪酸，或者叫 SCFAs），它们能对整个肠–心–脑轴产生信号传递效应。最后，原生素指的是一种先进的协同生物制剂，它能够将阳生素–后生元–原生素结合起来，并统一为一种始于肠道，继而遍及全身来保持身体健康的干预途径。

微生物组都有哪些工作?

在研究微生物组对肠 – 脑轴功能的重要作用时,我们需要回答两个非常重要的问题。"谁在那里?"(哪些细菌存在?哪些细菌不存在?)以及"它们在做什么?"(它们使用什么类型的燃料?会产出什么样的代谢物?)在过去 10 年里,生物信息学领域得到了爆炸性的发展,人们开始用计算机算法等工具来描述生物与其原理。2003 年,人类完成了基因组测序工程,对大约 23000 个人类基因进行了解码,我们这里提到的"工具",就包括为这项工程的一部分而开发的诸多脱氧核糖核酸(DNA)分析技术。由于微生物组中的细菌基因是人类基因组的 10~100 倍,人类微生物组计划(2007 年启动)不得不开发全新的分析技术来评估脱氧核糖核酸、核糖核酸(RNA)以及更广范围下的细菌代谢物,以便了解人体微生物组中到底存在哪些特定的菌株以及它们正在产生哪些能够影响人类健康及福祉的(好的和坏的)影响。在对微生物组做研究时,最有趣的一点在于:细菌基因显然会对人类基因的表达产生影响。虽然无法改变人类的基因状况,但我们可以迅速并显著地调整微生物组的状态。这样,我们就能改变它对人类健康及未病风险的影响。

在实验室中使用遗传分析技术,我们可以得到现存的细菌总数(绝对丰度)、它们与其他物种 / 菌株的关系(相对丰度)、现存菌种之间的相似性 / 差异度(多样性)以及它们对变化 / 压力的承受力和恢复到正常状态的能力(稳健性和复原力)。我们看待微生物组的方式之所以重要,是因为它为我们从整体角度看待微生物组平衡生态圈提供了各不相同但相互关联的视角。从这些角度来看,人类微生物组更像一个富饶且复杂的生态系统,在人体的整个寿命和健康期里,它始终处于不断变化和起伏的状态。

早期微生物组

大多数研究都表明，人类胃肠道首次被细菌定植是在我们出生的时候，婴儿在从产道出来时，就被植入了母亲的微生物组。众所周知，饮食、压力、睡眠模式、新陈代谢（影响肥胖/糖尿病）、药物使用、免疫激活和其他许多因素都会影响婴儿的身心健康——其中许多因素似乎是通过微生物组的变化来调节的。越来越清晰的一点是：早期微生物组在确保婴儿的免疫系统、大脑及血脑屏障的正常发育中起着关键作用。

从出生开始，至少也是在生命的头三年里，婴儿的微生物组会呈现出愈发多样化的趋势，尤其是在断奶后和开始食用固体食物的时候。研究表明：在断奶之前，采用剖宫产的分娩方式（相对于阴道分娩）及配方奶的喂养方式（相对于母乳喂养）对婴儿微生物组的多样性及稳健性发展会产生负面影响。剖宫产分娩出的婴儿的微生物组以一种类似皮肤物种的菌种为主，而用配方奶喂养长大的婴儿则无法从母乳中获取丰富的益生糖（低聚糖）来源，所以这两类婴儿体内的微生物组多样性往往都不太高。

他们在今后的生活中通常也有更高的患上相关免疫疾病的风险，包括 I 型糖尿病、哮喘、湿疹和过敏——这表明人类生命早期的微生物组状况会对人体健康产生长期的作用（除非我们积极干预并帮助其恢复平衡）。即便是在生命早期，微生物组的状态也会受到其他因素的影响，包括出生地点（医院还是家里）、抗生素的使用、压力、是否养宠物、住在城市/农村以及许多其他因素，在研究中，这些因素都会带来长期的影响，比如它们会影响人的行为气质（例如，是倾向于紧张还是平静，快乐还是悲伤）、大脑连接（罹患诸如自闭症和注意缺陷多动障碍的可能性）和代谢水平（胖或瘦的概率）。

青少年期的微生物组

毫无疑问，人体在青春期会发生巨大的身体变化及心理波动。我们的激素水平会变得不稳定、骨骼会生长、肌肉会发育，体型也会改变。但是，正如人体在青少年时期会经历生理的剧变一样，这个时期的大脑在功能连接和物理重塑上甚至会发生更多的变化。青少年的大脑会在各个脑区的总体积上发生改变（某些变化会持续到 20 岁出头），这些区域之间的连接也会发生变化。在微生物组的平衡上，这一时期的发展特点是逐渐从快速变化的幼年时期转向更为稳定的成年微生物组状态——在这个过程中，人体的微生物组会在逐年的变化中愈发多样化及强大。你可能会把微生物组发展的青少年期看作一个巩固期，在此期间的活动规则就是"不要把它搞砸"。很遗憾，此时却有许多因素会真的把它搞砸！

研究表明，压力（包括睡眠不足）、不良的饮食习惯、久坐的生活方式及抗生素的使用对微生物组平衡的几乎所有方面都会产生巨大而持久的不利影响，它们可能导致抑郁 / 焦虑的加剧以及激素水平的下降（包括参与产生移情反应的催产素，以及参与大脑生长的脑源性神经营养因子）。这不是危言耸听：典型的美国青少年正在经历的高压力、睡眠不足、过度食用加工食品、体育活动水平不足和每次喉咙痛都用抗生素治疗这些因素，会使他们在高中（和大学）阶段产生大量的压力 / 抑郁 / 焦虑情绪，也会导致他们与社会脱节或者缺乏动力。事实上，这正是我们通过对微生物组 – 肠 –脑轴做的最新研究所预测出的结果。

老年期的微生物组

尽管"老年"这个词听起来让人沮丧，但在联合国的定义里，人只有超过了 60 岁才能算是"老年人"！在这个年龄段，我们会发觉一些衰老的迹象（要是不注意保养，可能还会来得更早），用科学家的话说，就是会看到"适应性机能的缓慢退化和功能性障碍的不断累加"。换句话说，在这个阶段，我们越来越不善于保持平衡（内稳态）了，而且还会开始因为这种失衡而体验到崩溃。通过对这些失衡与低效，甚至是细胞和基因水平所进行的测量，我们会观察到诸如线粒体功能障碍、干细胞衰竭、细胞衰老、氧化应激、自噬功能低下、生长因子减少、免疫力失调、神经递质分泌失衡、营养信号中断、应激轴出现反应性改变等多种问题。衰老与肠道的生理变化也有关系，包括肠道神经系统和肠道内壁的退行性改变（也称肠漏）；酸碱平衡的破坏，如胃酸过少；小肠细菌过度生长（SIBO），以及肠道运动方式的改变（如便秘/腹泻）——所有这些都可能导致或是成为肠道微生物群衰变的结果。

近期研究表明，"健康期"（healthy span，人体在晚年的健康程度）在很大程度上取决于人体微生物组的复原力和稳健性。微生物组多样性的减少，与加速老化及与年龄相关的损伤之间存在关联，比如虚弱和"发炎"症状，其中不受控制的炎症是几乎所有疾病过程，包括阿尔茨海默病、糖尿病以及癌症的核心。我们知道，多样化的饮食和定期的体育锻炼在生命的每个阶段都会对人体的认知能力、身体健康、精神面貌以及微生物组平衡状况产生极大的影响。虽然很不愿意，可这些活动在人体的晚年时期的确会减少，但是它们对老年人的影响似乎还是被夸大了。我们对超过 105 岁（105~109 岁）的老人进行了研究，结果表明：饮食越多样化，人体的微生物群就越多样化，其中乳酸菌、双歧杆菌和阿克曼菌等物种的丰度更高，同时厚壁菌／拟杆菌的比例也会下降。针对动物的研究表明：个体从年轻到年老时期所进行的微生物组交换活动可以增加其老年期的寿命。无须质疑，微生物组不仅可以决定人体早期的肠道－大脑发育状况，还能决定我们中年期的行为与表现，以及晚年期的健康与寿命，因此，保持菌群状态健康在生命的各个阶段都有至关重要的作用。

微生物组与情绪

显然，肠道神经系统里有很多神经元，微生物组里有很多细菌，但是，它们又会如何影响我们对情绪、情感及行为的感受呢？

包括希波克拉底和盖伦在内的古希腊医生认为"忧郁"（今天我们称之为抑郁）一类的精神状态与"黑胆汁"（生理紊乱）有关，用人和动物的粪便都可以治疗。古埃及人拥有高度组织化的医疗系统，比如他们有专门治疗不同疾病的医生，会用人类和动物的排泄物来医治疾病，包括驱除恶灵（现在我们认为这可能是由于心理问题）。最近兴起的粪便微生物组移植（FMT）技术（也就是把健康捐赠者的粪便内容物移植到患病的受体身上，以改变其微生物群的平衡状态）也已经被成功地用于治疗肠道感染疾病，比如难辨梭状芽胞杆菌（C. diff），该技术也被实验性地应用于其他疾病的治疗，比如肠易激综合征、炎症性肠病以及孤独症。

一系列更为现代的实验——从小鼠研究到抗生素药物的应用，再到在实际操作中将细菌从人体转移到动物身上——都表明，细菌能够显著地作用于我们的情绪和行为，并对人类的大脑发育及表现产生持久的影响（包括新神经元的生长、现有神经元的功能与寿命、神经递质平衡及其他许多方面）。更有趣的是，越来越多的人体临床试验表明，能否积极地调节微生物组的平衡，对人体的身心健康状态有着极大的影响。

有关肠 - 脑轴的早期研究大多关心的是消化道（肠道）对食欲与饱腹感（大脑）的影响。这些研究表明，人体所产生的大部分食欲都是大脑从肠道（产生食欲激素的实际肠道组织）和微生物组（分泌神经递质和其他信号分子的细菌）所接收到的信号。这一早期研究引领我们走向了更为近期的研究成果，这些成果展示了压力和炎症是如何对众多信号通路产生干扰的（例如导致抑郁、压力性饮食及对安慰性食物的渴望），而积极的干预措施，比如保持恰当的饮食习惯以及摄入益生菌 / 益生元补充剂，可以帮助我们形成良好的心理健康状态并保持适当的新陈代谢水平。

人的大脑和基因是"可塑的"

我们用"神经可塑性"一词来描述大脑的自我组织及重组能力——这涉及实际的大脑形态改变（可塑性）——也涉及人类应对伤害、疾病、新状况、学习、经验以及处理来自第二、第三"大脑"影响的能力。类似的组织可塑性现象可见于我们动态肠 - 心 - 脑轴的所有区域，包括处于脱氧核糖核酸上的基因水平，我们将在之后的章节里对此做更详细的讨论。当前最重要的，是要了解管理和引领可塑性发展的信号是多面向的，它来自各个"大脑"，又回到各个"大脑"，它以一种自然又协调的方式在脑际间有序流动。比方说，微生物组可以合成各种信号分子（如短链脂肪酸、神经递质、复合维生素 B 族、氨基酸和激素），这些信号分子会对大脑可塑性产生直接影响，包括影响神经发生（新脑细胞的生成）、突触发生（神经元之间的新连接）、突触重塑（强化 / 削弱这些连接），以及涉及学习、记忆、情绪和行为的各个脑区的活动。大脑可塑性经由微生物组进行调节，它的许多方面会进一步受到外部因素的影响，比如抗生素的使用、免疫激活、炎症平衡、应激激素暴露、肠道完整性、机体活动模式以及益生菌 / 益生元的摄入等。

微生物组细胞除了会与免疫细胞、周围神经以及肠道上皮组织发生直接和间接的接触以外，它和人类基因组之间还存在一种关系，这种关系会对大脑（以及整个人体）产生另一种模式的影响。尽管微生物组在影响人类基因的时候并不会改变基因本身，但是表观遗传学（epigenetics，其中的前缀"epi-"意为"高于"基因）却能决定特定基因是否会被人体表现出来。通过近期发现的非编码核糖核酸（或称微小核糖核酸）途径，我们已经证明了肠道微生物群可以调节杏仁核（大脑的恐惧中心）中微小核糖核酸的表达，这说明人类可以借助微生物群的力量来改善焦虑等情绪状态，也有机会将其用于治疗各种神经精神类疾病。

微生物组失衡及患病状态

伴随着科学对一个又一个谜团的解答，我们了解了微生物组本身，以及它是如何干预肠 - 心 - 脑轴的信号传递并最终影响身心健康的，人们也越来越多地关注到微生物组的破坏（菌群失调）与心理、神经学疾病之间的关联。特别值得注意的是，许多肠 - 脑轴疾病也与下丘脑 - 垂体 - 肾上腺轴的失衡有关，而这个系统负责的正是调节我们对日常压力的反应及复原力。

自闭症谱系障碍是一种典型的由肠 - 脑轴的破坏所导致的疾病，这种破坏包括微生物组的失调、肠道及消化系统的异常反应（胃痛、食物不耐受、便秘 / 腹泻）、肠道渗透性（肠漏）、免疫功能失调、神经递质失衡及社交能力缺陷。全球每 68 个儿童中至少有 1 个患有自闭症谱系障碍，其中男性的确诊率约为女性的 4 倍。一些研究表明，自闭症谱系障碍儿童的微生物组变化情况存在共性，比如有益双歧杆菌的丰度都降低了，而炎症梭状芽胞杆菌的丰度都提高了。通过微生物组移植技术和补充益生菌的方法，都可以提升患病儿童体内的双歧杆菌水平，并且改善他们的胃肠道及行为症状。

抑 郁

抑郁是在全球范围内导致缺陷的主要原因，近来，学界达成了明确共识，认为微生物组的失衡与整个下丘脑 – 垂体 – 肾上腺轴及炎症信号通路的破坏相关，而这些信号通路正处于我们的肠 – 心 – 脑轴之上（后面会有更多内容）。通过广泛的针对抑郁人群的研究，我们一致发现：抑郁患者体内"好"细菌（比如乳酸菌和双歧杆菌）的水平降低了，整体微生物组多样性和微生物组代谢物（比如神经递质和短链脂肪酸）普遍减少了，皮质醇（压力激素）含量升高了。而重要的是，我们可以通过特定的饮食（比如心理健康饮食方案）及有针对性地摄入膳食补充剂（比如食用特定的细菌菌种和特定结构的益生菌纤维）的方式去有意识地逆转这些损伤。

焦 虑

焦虑和抑郁常常如影随形，它们当中的任一个通常都会引发另一种症状，继而形成一种难以打破的恶性循环，这是一个典型的"先有鸡还是先有蛋"的问题。焦虑也可能是一种常见的标志性症状，它与慢性疲劳综合征、纤维肌痛、成瘾行为、注意缺陷多动障碍、双相情感障碍（过去被称为躁郁症）和创伤后应激障碍都相关——研究证明，摄入能够改善微生物组多样性和复原力的抗抑郁饮食及膳食补充剂，可以有效地缓解上述所有疾病中的焦虑症状。

肥　胖

众所周知，尽管肥胖本身并不属于一种"心理"状态，但它（和糖尿病）与抑郁、双相情感障碍、焦虑及相关疾病（如肠漏）存在密切的联系。我们知道：微生物组会调节人体的食欲、渴望及饮食摄入，而针对啮齿类动物的研究已经反复证明，通过移植微生物组，我们可以很容易地改变动物的胖瘦。这些都表明了微生物组与新陈代谢水平之间存在某种逻辑关联。事实上，针对动物及人类的研究都说明了：厚壁菌的相对增加和拟杆菌的相对减少会使生物更容易增重或是发胖，反之则会更容易减重或是变瘦。

痴　呆

阿尔茨海默病是导致痴呆的主要原因，也是最常见的一种神经退行性疾病。大脑中所独有的特征性蛋白质斑块会导致大脑产生功能性障碍及脑组织的破坏，而这一病变似乎与整个肠－脑轴的微生物组代谢及免疫系统反应密切相关。阿尔茨海默病患者与健康被试者之间最有趣的差异之一，就是二者微生物组中的厚壁菌和拟杆菌的数量比例。我们在肥胖及糖尿病患者身上也观察到了类似的现象，这表明，我们可以优化这二者的比例数值，采取对应的干预措施来同时增强机体的能量代谢水平，降低其罹患痴呆症的风险。

总　结

现在科学界普遍认为，人体的肠道微生物组对大脑是否能够发育完全及功能完备具有至关重要的作用，有关这方面的研究也越来越多地进入了主流医学领域。每天都有广泛的临床研究结果表明：微生物组会对人体的神经功能（大脑功能，如记忆和认知）、心理发展（情绪状态，如压力、抑郁和焦虑）和生理健康（身心健康之间的互相影响）产生深远的影响。毫无疑问，有关微生物组到底会对身心健康产生怎样的终极影响，我们的研究还很浅薄，但是各种迹象表明，微生物组有可能在（不远的）未来成为我们制定有效个性化医疗方案的关键突破口。

考虑到个人会选择的生活方式，比如饮食、运动、睡眠、压力以及所接触的环境会影响到微生物组调节机体平衡的效率，进而决定肠－心－脑轴的信号传递表现，在接下来的章节里，我们将重点介绍个体可以采取怎样的步骤来调节自己的感觉、调整自己的表现，并以更加健康的状态生活下去。

第三章

心　脑

在第一章里，我们已经了解位于头部的"第一大脑"——"思考"脑。在第二章中，我们介绍了位于肠道的"第二大脑"——"感知"脑。在本章中，我们将认知位于心脏的"第三大脑"——即"感受"脑。

你肯定听说过不少说法，认为心脏对广泛的人类情感及经验具备重要的意义。下面是一些例子：

- ◆ 心不在这儿
- ◆ 倾听心声
- ◆ 跟随本心
- ◆ 心碎
- ◆ 心提到了嗓子眼

- ◆ 用心了解
- ◆ 玻璃心
- ◆ 打从心底
- ◆ 我的心向着他们
- ◆ 心在滴血

在诸多传统医学体系，比如中国（中医）、印度（韦达养生学）、日本（汉方制剂）及美国本土医学中，心脏既是人类灵魂的栖息地，也是人的身体与思想沟通的桥梁。古希腊哲学家，如亚里士多德，还有古希腊的医生，比如盖伦都认为，人类情感的中心是心脏，而非大脑。到了更现代的时期，比如自 20 世纪 50 年代起，我们了解了心脏功能与情绪健康之间存在关联——研究表明，心脏病患者罹患抑郁症的风险更高，而长期处于压力及焦虑状态的人出现心脏问题的比例也更大。20 世纪 90 年代早期出现了一门全新的科学及医学学科，即"神经心脏病学"，该学科尝试描述了心脏不仅可以独立于大脑行事，实际上它还可以与大脑沟通并决定心理健康及身体表现的方方面面。事实上，层出不穷的临床案例都报告了：接受心脏移植手术的病人是如何具备了与捐赠者相同的感觉、记忆以及个性的。有一种被称为应激性心肌病的特殊情况，它是由身体或精神上的强烈压力所导致的心肌衰弱和损伤。由于心肌病的诱因之一就是严重的情绪压力，比如悲伤或是失去挚爱，所以有时我们也把应激性心肌病称为"心碎综合征"，这进一步说明了人体的心脏与情绪之间存在着密切关联。

心脏包含大约 40000 个神经元，相比于头脑中的数十亿个神经元和肠脑中的数百万个神经元来说，这不是个很可观的数目，但它依然是个够大的集合，这足以使心脏成为强大的信息接收及传输中心，并且决定人体的身心表现。事实上，针对心律与脑电波的测量（二者是否能够共鸣或同调）表明：我们不仅能"展示"心脏功能与大脑表现之间的关联，而且越来越有能力改善这种关联。这里所说的心 – 脑轴与我们在前两章中讨论的肠 –脑轴类似，它立足于这样一个新观点：一个更高效的心脏会产生某些信号，而这些信号会带来更加积极的情绪状态——因此，保持心脏健康不仅能给心血管带来益处，如果能使大脑和心脏相互协调，人体还能从中得到额外的好处。

心脏如何与大脑"对话"

心脏也会产出激素及神经递质。肾上腺素与战斗或逃跑的压力反应相关；催产素能帮助人们产生密切的情感连接，比如爱的感觉；乙酰胆碱与平静和放松的感觉有关。但是，大部分心脏信号在本质上都属于电信号，也就是我们常说的"心律"。心脏还能产生并受到各种细胞信号分子的影响，这些信号分子被称为细胞因子，它有点儿像是激素和神经递质的混合体，同时参与我们的免疫系统功能及炎症平衡活动。

先来讨论"化学物质"，然后再来说说"节律"，这样我们就能了解这些不同但又互补的信号是如何对心－脑轴产生影响的。

炎症下的大脑

当细胞因子失衡时，免疫系统可能会失去活力或者过度活跃。当它活力不足时，可能会使人更容易患上感冒/流感及某些癌症；当它过度活跃时，可能会导致桥本甲状腺炎、湿疹、类风湿性关节炎等自身免疫性疾病的发生。细胞因子的失衡会导致普遍的新陈代谢过度炎性症状，这对三个"大脑"都没有好处。如果机体出现了过度的炎症反应，大脑发生问题的风险就会升高，包括出现抑郁和患上阿尔茨海默病；肠脑问题的发生率更高，包括患上肠易激综合征和其他炎症性肠病（比如克罗恩病）；这也会让心脑变得更容易出问题，比如心脏衰竭和心脏病发作的风险会增加。

"炎症"一词来自拉丁文 inflammare——意为"着火"——因为受伤或感染症状通常都伴随着泛红、发热和疼痛的感觉。痛觉和炎症反应是机体的正常免疫过程。离开了它们，生物就无法长时间生存。痛觉是一种信号，它会告诉你身体现在出现了损伤，你需要让一切会造成损伤的行为停止下来。炎症反应是一种由免疫系统控制的过程，它会保护身体免遭细菌和病毒的入侵，而这个过程也有助于调节心脏功能、血液流动和其他许多重要的身体活动。维持痛觉信号和炎症反应的正常及平衡，对保持良好的健康状态、确保机体活力至关重要。

当机体平衡遭到破坏时，你会产生更多的炎症反应和更剧烈的痛觉，你会感觉活动更不灵敏，然后尽量少动。如果炎症反应太过度，这个本应保护你的过程这时候其实反而会造成越来越多的损害。例如，过度活跃的炎症反应会产生"分解代谢"，这涉及骨骼（导致骨质疏松）、软骨（导致关节炎）、肌肉甚至心脏等部位。炎症也会影响情绪平衡和大脑功能，因为炎症细胞因子可以阻止三个"大脑"分泌神经递质。因此，如果你的身体经历了太多的炎症反应，你肯定会觉得非常不舒服。你无法感到活力四射，相反地，会觉得筋疲力尽、无精打采。

常规炎症反应有助于机体分解和回收已经受伤、磨损或者只是需要修复的一些陈旧组织。我们把这个过程称为"更替"或者"正常炎症"，它发生在新组织取代旧组织之时。30 岁之前，人体的这种正常的更替过程是能够保持完全平衡的，每当有些组织被破坏或是移除，就会有另一些类似的（或者更大的）组织来对其加以置换。这代表着，在一般情况下，人体的组织总是在不断变强，复原力也是在不断提升的。到了 30 岁之后，这个周转过程的效率就会逐年降低。这会带来健康组织极其轻微的损伤，人体还会继续分解和移除部分组织，此时被置换回来的健康组织数量只比理性状态下稍微少一点。但是随着年龄的增长，更替的效率会越来越低，人体从损伤中自愈的能力也会随之降低。这种组织更替和"正常炎症"过程的失衡，就是人在不断变老的过程中容易变得不灵活、没精神并且患上各类"炎性"疾病的主要原因。

随着年龄的增长，常规修复功能开始减退，而且更具讽刺意味的是，过去始终在帮助人体用新组织"更替"旧组织的炎症过程，此时会完全背叛它的主人。这会导致疼痛、活动不便、灵活性下降等身体问题，也会带来与抑郁、睡眠、能量及抗压能力相关的精神问题。

请牢牢记住：并非所有的炎症反应都是坏事。正如你刚刚了解到的，对于任何组织而言，要正常愈合或是进行细胞更替，炎症都是必不可少的一部分。但是，如果炎症反应过量，机体就会出问题。我们把这种情况称为慢性炎症，此时，愈合过程被抑制，而组织破坏却加速了。如果炎症反应超出了可控范围，你的身体是无暇自我愈合或者终止损伤的。

为了说明这一点，我们来举一个海洋撞击防护海堤的例子。海堤代表你的组织，而海洋就是你的炎症反应。随着时间的推移，海堤会被撞击过来的海浪击碎或者变得脆弱，这时候就需要我们对其加以修整，来恢复它的最佳状态。倘若修复的速度跟不上破坏的速度，那么海堤就会变得形同虚设，海水就会涌进来，这个过程也就相当于组织的受损及随之而来的功能失调。你得通过不停地修复和维护来确保海堤（相当于人体组织）的完整性，但要是海水不断地冲向你，你是来不及完成修缮工作的。

大量科学和医学证据都告诉了我们应该如何利用饮食、运动和膳食补充剂来"平息海洋的运动"（也就是减少因为过度的炎症反应而对机体造成的损害）并加速组织的修复（保证海堤的完整性）。这说的都是"平衡"的问题。你得保持正常的炎症水平，这样就能维持正常的组织更替速度，进而保持组织的健康性、机体的灵活性和活动的便利性。只要你产生了哪怕是很少的慢性炎症，随之而来的就必然是更多的组织恶化，再产生更多的炎症反应，继而导致组织的崩溃。炎症／损伤的恶性循环一旦开始，就很难再停下来了——除非我们制定全面的计划，开展多种健康实践来控制炎症。

慢性炎症

为了帮助大家理解，我们可以把慢性炎症想象成公寓楼里的火灾。假设你住在一栋有 20 层楼的公寓里,这栋公寓就代表你的身体。接着,15 层发生了火灾(炎症),这场大火会对整个 15 层造成破坏(组织损伤),但你所住的顶楼(20 层)暂时不会有事。为了救火,你叫来了消防员(免疫细胞),他们拆墙和喷水(由免疫系统细胞分泌出的细胞因子)的举动会造成更多的破坏,但我们做的所有事情都是为了解决"救火"这个大问题。总的来说,15 层的损失是无可挽回的,而其他楼层的损失是可被修复的(比如 14 层被水淹了,16 层被浓烟熏坏了)。现在这三层楼都要修缮,14 层和16 层的损失不太严重,只要几周就能修复完成;但是灾情集中在 15 层,这层的损失最严重,要修复它可能得花一年的时间。

当一个组织受损的时候——无论这种损伤是出于感染、创伤还是更替过程的失衡——它都会释放出一种名为细胞因子的化学信号物质。这些细胞因子发出求救信号,令周围的细胞跃跃欲试,准备好去阻断、隔绝或是修复损伤。细胞因子还会召唤出免疫系统细胞(白细胞)进入该区域,帮助清理受损组织。这种情况你肯定不陌生,人在受伤的时候通常都会出现肉眼可见的泛红、发热或是血肿现象。当白细胞涌入受损区域的时候,它们就会释放出越来越多的自体炎性化学物质。这种炎性反应的爆炸式增长,是为了造成更多的组织破坏,以此来杀死细菌和病毒,或移除受损组织,为即将开始的修复工作创造条件。如你所想,这部分的炎症反应应该是暂时的。如果持续发生,并不停止,那它就会简单粗暴地破坏人体的现有组织,也不会有新的健康组织来对其加以更替。这种"永不关机"的状态准确地诠释了慢性炎症对于机体组织的持续破坏,而这恰恰就是数百万美国人的日常生活状态。

遗憾的是,慢性炎症并不止于它最初发生的那个组织当中。细胞因子——比如被标记为 IL-6、IL-8 还有 TNF-α 的细胞因子——都能出离炎症发生的初始部位。它们经由血液传播炎症信号,通过血管进入机体的每一个组织，进而导致诸如肥胖症、糖尿病和抑郁症这样的代谢性疾病，以及诸如阿尔茨海默病、帕金森病还有关节炎这样的结构损伤性疾病。由于大部分细胞因子分子是由免疫系统细胞产生的，所以许多处方药会试图通过抑制机体的免疫功能来控制慢性炎症。例如，人体的第一道防线是"先天"免疫系统，其中包括许多专门的细胞，比如负责吞噬入侵细菌和病毒的巨噬细胞和中性粒细胞，还包括可以识别和杀死癌细胞的自然杀手细胞。这些免疫细胞中的每一种都会产生炎症细胞因子，这是人类杀死病原体并帮助自己免受感染和疾病困扰的一种方式。当然了，这种方式也有问题，全方位地抑制机体免疫功能确实可以减轻炎症，但是它也会限制机体免受病原体侵害的能力——所以，你会被"保护"起来，不被慢性炎症困扰，但你可能也会更容易被感染或者患上某种类型的癌症。这买卖可不划算。

慢性炎症不仅会影响人的日常感觉和活力水平，还会导致严重的健康状况，包括心脏病和抑郁症。针对慢性炎症的副作用展开的研究之中最多的一种就是它对心脏病的影响。直到差不多10年前，大多数心脏病专家和其他健康专家都还认为，心脏病只是一种简单的"管道"疾病，是因为过量的胆固醇堵塞了心血管，才会导致心脏病发作。很遗憾，后续研究证明，心脏病发作的原因要更复杂一些。

人口研究显示：至少有半数的心脏病发病者胆固醇水平是完全正常的。现在科学家们知道的是，氧化损伤（由自由基造成的）是导致胆固醇变得"黏稠"继而形成斑块沉积物并且堵塞血管内壁的原因。因此，慢性炎症似乎就像一种"触发器"，它会让这些沉积物破裂并在心脏中制造阻塞，进而导致心脏病的发作。

我们可以通过血液中的"C反应蛋白"（CRP）水平来衡量人体全身的慢性炎症程度。C反应蛋白产生于肝脏，它的水平与人体的炎症信号数量成正比。在活动性感染（急性炎症）期间，C反应蛋白的水平可能会上升

1000 到 50000 倍，以应对巨噬细胞生成的细胞因子（如 IL-6）的增加。当 C 反应蛋白值达到 3.0 毫克 / 升的时候，心脏病发作的风险会增加 3 倍，而 C 反应蛋白水平很低的人（低于 0.5 毫克 / 升）则很少出现炎症性心脏病的迹象。这点或许还没被普及开来，但是你可以在下次去看医生的时候主动要求测试自己的 C 反应蛋白水平。

假如说炎症过程是一种由生化事件所导致的多方面的连锁反应，那么，你控制炎症的方法难道不也该是多面向的吗？当然应该了！这就是为什么合成单一作用药物的治疗途径总无法奏效的原因。药物，是单一分子、单一化学实体，它只能对一种生化机制起作用，尽管这种起效机制通常非常强大——有时候可能强过头了，反而会导致严重的副作用。例如，在使用非甾体抗炎药（NSAIDs，比如用于镇痛和抗炎的布洛芬）的人中，有 10% 的人出现了严重的胃肠道中毒症状（比如溃疡和胃出血），需要住院治疗。每年有近 20 万人因为使用非甾体抗炎药而入院，还会有另外 20000 人因此而丧生，这些都是使用该类药物引发并发症所带来的直接后果。这对三个"大脑"而言都是问题，因为过度的炎症反应以及与细胞因子信号的过量接触都会导致肠道内壁直接受损，加速心脏受损的程度，进而为大脑输送一些不平衡的（化学和电）信号。

"电量满格"的心脏

我们可以用一种叫作心电图（ECG）的设备来测量心脏所发出的电节奏信号，这种设备已经被越来越多地内置到了各种健身应用之中，比如智能手表、智能手环和心率监测器。这些信号可能是直接产自于心脏的，也可能是从身体的其他器官出发，最终到达心脏。信号从心脏出发，经由神经网络抵达大脑，其中也包括迷走神经（也会携带许多从肠道到大脑的神经信号）。这些信号的接收区域主要是大脑的"原始"前语言区，比如丘脑、下丘脑、海马体和杏仁核，它们"思考"的是爱、恐惧、渴求和欲望这些情绪类的东西，而不是逻辑性语言和思维一类的东西。这就是人类会从心底"感受"到某些东西，并从肠道当中"感知"到某些东西的原因之一，但是我们还无法真正用语言去描述这一现象，也无法借由理性去解释为什么我们会产生这样或那样的感觉——我们只是"知道"，这种感觉发生了。

在测量心脏功能的时候，我们可以去观察心率（心脏每分钟跳动的次数）、血压（心脏每次跳动时血管内的血液所产生的压力），甚至是血管的弹性，因为血管会随着每次心跳涌出的血液而鼓胀和复原。衡量心脏健康程度的最有用的指标之一就是心率变异性（HRV），它分析的是个体逐次心跳周期的毫秒差变异情况。这个指标之所以会成为一种测量手段是基于这样一种假设：健康心脏会比不那么健康或是处于压力状态下的心脏呈现出更多的规则性。心率变异性的数值越高，代表心脏越健康，抗压能力也越强。

在第一章中我们谈到过自主神经系统，我们可以用心率变异性这一指标来衡量自主神经系统各分支之间的平衡状况。回想一下：副交感神经系统就像是刹车，它负责让神经系统"休息和消化"，而交感神经系统则像是油门，它负责启动体内的"战斗或逃跑"反应。心率变异性可以被看作是一种衡量上述两种系统之间平衡水平的标准，心率变异性越高，代表心脏状态越平静、复原力更高，也更有效率。

比方说，你的静息心率是每分钟 60 次。这并不是说你的心脏会像时钟一样以每秒 1 次的间隔匀速跳动。相反，逐次心跳之间会有轻微的变化。比如，可能你某两次心跳间的间隔是 0.75 秒，而另两次的间隔是 1.25 秒。尽管这种差异是以毫秒计的，但你可以真真切切地感受到你的情绪、能量水平和抗压能力会随之而变得不同（一般来说，最长的间隔发生在呼气的时候，而最短的间隔发生在吸气的时候）。心率变异性会受到各种压力源的影响，包括运动、脱水或是感染一类的身体压力，以及工作、学校、财务和睡眠质量这样的心理压力。我们研究团队的近期成果表明：心脏效率的改善（通过测量心率变异性）也与人整体的心理健康状况改善（情绪更好、压力更少、能量水平更高）相关。稍后我们将会讨论，个体可以采取哪些实际步骤来改善三个"大脑"的健康程度。

当身体处于平衡状态时，心脏能够沿着相同的相干波长接收、产生和传输信号。而当这些信号在整个肠 – 心 – 脑轴上处于完全的共振状态（声音信号）时，我们的感觉是最好的，此时人体会产生很高的情绪幸福感和充足的抗压能力。在这种和谐共振、同调一致的状态下，人最有可能体验到积极的情绪，比如快乐、幸福、爱、感恩和复原力。但当这些信号失去平衡时，人就更有可能体验到压力、紧张、焦虑、恐惧、愤怒、疲劳、悲伤和困惑的感觉。心律模式不仅能让人产生好或坏的"感觉"，它还可以影响免疫系统功能及整体的身体健康状况。正如医学界众所周知的，大约90%的人去看医生都是因为存在与压力相关的困扰，近80%的药物处方都是用于解决与压力相关的问题（抗抑郁、抗焦虑、睡眠障碍、高血压和类似问题）。此外，心脏病发作后6个月内出现抑郁症状可作为早逝的标志性预测因素，这表明，"心脏问题"会向我们透露更多有关身体的整体情况，它的作用远不止于一个"循环泵"而已。

和谐之心

人们已经认识到，心脏的作用不仅是一个循环泵，它也是心理生理网络的一部分，是人体多系统（包括神经系统）中全系统信息的发生器和传输器。来自心脏的电输入能够动态地影响大脑的稳态、认知、感知和情绪处理过程，进而也有可能影响情绪和行为的方方面面。大脑与心脏之间存在着器官串联效应，这一点我们已经从与压力相关的心肌病综合征中注意到了，心脏损伤会导致大脑的压力／抑郁症状，而在脑外伤中，大脑的损伤也会促使心脏产生压力。在这些情况下，评估心率变异性对测量心脏状态（身体压力）及大脑状态（心理压力）都有裨益。我们会将瑜伽用作一种干预措施，它通过自主神经系统的可塑性和稳定性恢复心－脑串联平衡，以降低焦虑水平并改善心律（房颤发作）、血压和心－脑轴的许多其他方面。研究还表明，心－脑轴具有双向作业的性质，积极的情绪状态可以同时改善心血管和免疫系统的功能。

由于肠－心－脑轴是经由迷走神经来连接的，我们可以通过呼吸练习来激活这条神经，这是一种极其简单而有效的方法，它能够重新让心脏和大脑的工作变得同步，进而直接消除压力感，并用平静的感觉来替代它们。

箱式呼吸法

◆ 用鼻子慢慢吸气，数 5 个数。

◆ 屏住呼吸，数 5 个数。

◆ 用嘴慢慢地呼气，数 5 个数。

◆ 屏住呼吸，数 5 个数。

◆ 重复三次（共 60 秒）。

注意：当你通过多次操作，对这个技巧变得烂熟于心的时候，你可以做进阶版的练习，尝试把你的思维分别引向自己的三个"大脑"：

你对当前情况有什么想法（头脑）？

你对当前情况有什么感知（肠脑）？

你对当前情况有什么感受（心脑）？

你可以在任何时候使用这个简单的箱式呼吸法来减少紧张情绪、平静内心、放松心情或是集中注意力。我个人会在排队、坐车、睡前、开始比赛或是做演讲前使用它来平复自己的紧张情绪。它不仅可以帮助我们减少负面情绪，当你把它与积极的想法结合起来时，你就会用积极的东西取代消极的东西。研究表明，这种技巧还可以帮助我们减轻慢性疼痛，加速术后的组织愈合。

第四章

轴

大脑之间如何展开"对话"？

肠道与大脑展开沟通的方式多种多样，它们经由高度复杂的神经网络，通过可被充分更改（可塑性）的神经元复合体，利用由微生物群、肠道内壁和脑细胞协同产生的数十种生物活性分子来实现信号的传递。更重要的是，这些信号是"多面向的"，这意味着它们可以从肠道和心脏"向上"传递到大脑，也可以从大脑"向下"传递到肠道和心脏。这些通信网络高度复杂又重合交叠，我们将之泛指为"轴"（如"肠－心－脑轴"），而这无数的信号就是这条轴上的一部分。这条"轴"作为一个全身性的监视网络，负责检测和应对威胁，保持机体平衡，并调节身体每个器官系统的复原力。这个网络中包含多个系统，比如微生物组、肠道内壁、肠道神经系统、中枢神经系统、心血管系统、免疫系统、炎症联级反应、内源性大麻素系统以及内分泌系统。

假如只是知道人体内有这么个高度复杂的"通信网络"还不够有意思，那我们还可以看看这个"网络"会如何随着时间的推移而发生变化。实际上，为了对所接触的环境、社会互动和日常经历做出反应，它通常都会在形状或是结构组织上做出调整。比如说，当饮食变化时，肠道微生物组的构成也会发生改变；当遇到压力时，心脏节律也会产生变化；当学习和经验革新时，大脑神经元之间的连接模式也会有所不同。所有这些因"结构"改变所导致的"功能"变化都会决定我们的感觉及行为模式。由于"轴"内的这些功能是彼此交叠的，为了使感觉和表现达到最佳状态，我们得将这些信号"同步"起来，这对身心健康都至关重要。事实上，临床研究表明，提高"轴"的信号传输效率，不仅可以直接增强三个"大脑"的活力，还可以显著提高心理能量（并减少倦怠、抑郁及疲劳的感受）。

选择你大脑的形态

我们把组织改变形态的能力称为"可塑性"——比如"大脑可塑性"和"神经可塑性"——以此来指代大脑随着内外部因素来更改自身结构及功能的惊人能力。现在我们明白了，三个"大脑"都具备可塑性，这意味着我们可以改变它们的走向，以此优化它们的功能，进而提升自己的表现。这种可塑性原则同样也可见于免疫系统、神经系统、内分泌（激素）系统、内源性大麻素系统（ECS）以及三个"大脑"的关联轴上。在人体整个生命期的任何年龄段，这些系统都是可被改写的。

神经

交感神经系统和副交感神经系统都会对肠道神经系统的环路产生影响，进而改变肠道的运动，并影响营养物质输送到小肠和结肠的速度。由于细菌获取赖以生存的纤维及植物营养素的时间存在差别，微生物组的营养吸收效率也会因此而受到直接的影响。这种效率上的差异不仅会影响微生物组的代谢水平，也会影响诸如 5- 羟色胺、多巴胺、去甲肾上腺素和 γ- 氨基丁酸这些代谢物的生产效率，而这些代谢物可以进一步调节肠黏液层的质量及肠上皮的完整性。所以，哪怕只是像压力大、睡不好或者忧心忡忡这样的小事，也能够传递一连串的神经系统信号，进而影响肠 - 脑轴上的每一个节点。

肠 - 脑轴中最重要的神经之一就是迷走神经，它在肠道和大脑之间建立起了直接的连接。迷走神经由 80% 的传入（感觉）纤维和 20% 的传出（运动）纤维组成。传入纤维将信号从身体（肠道和心脏）发送到大脑，而传出纤维则将信号从大脑传输到肠道和心脏。迷走神经是身体和大脑之间沟通的主要通路。经过了几十年，我们已经知道：激活迷走神经（通过电刺激和 / 或深呼吸）可以降低炎症细胞因子的水平，减轻心理疼痛、肠道疼痛和身体其他部位的慢性系统性疼痛。在动物研究中，迷走神经的刺激会直接影响与抑郁和焦虑相关的脑区产生去甲肾上腺素、血清素和多巴胺的水平。

神经递质

细菌衍生出短链脂肪酸（如丁酸）、神经递质（如 5- 羟色胺）和炎症介质（如细胞因子），肠道神经系统就通过这些物质对特定菌种做出反应。每类分子都会随着人的抗压能力、动力甚至决策过程的改变而发生变化。如前文所述，人体大部分的神经递质是在肠道中产生的（比如多达 90%~95% 的血清素），因此，为了达到最佳的干预效果，我们在制定措施来改善心理健康状况的时候，就必须把保持微生物组的平衡考虑进去。

由于神经递质是一种信号传输分子，它要负责把信息从一个神经传递到另一个神经，所以在考虑怎么去最好地调节和优化神经递质平衡时，就需要考虑神经递质的来源（来自肠道），它们想在哪些地方产生预期效果（在大脑），以及怎么才能使这种传输更加有效（通过"轴"）。我们可以加强头脑"接收"神经递质信号的能力，也能改善肠道"产生"这种信号的能力，但这还不够，我们还得注意这根"轴"如何在体内"传输"这些信号。你可以把这个信号网络想象成互联网，一端有高清视频，另一端有一台超快的电脑，但如果你用一条锈迹斑斑的电缆去连接两者，那视频性能肯定跟用高速光纤线路连接没法比。

细胞因子

细胞因子是一种类似激素的化合物，它主要产自免疫系统细胞。细胞因子是细胞之间相互沟通的主要介质之一。这个词来源于希腊语，其中"cyto"意为"细胞"，"kinos"意为"运动"——所以细胞因子（cytokines）指的就是在细胞之间活动的信号因子。细胞因子辅助调节的最重要的机体作用就是免疫功能和炎症反应。一些细胞因子是根据其功能来命名的，比如趋化因子、脂肪因子（来源于脂肪组织或脂肪本身）、干扰素、肿瘤坏死因子（参与癌症调节）、淋巴因子（出自一种叫作淋巴细胞的免疫细胞，并且作用于该细胞）以及其他。

激素

和细胞因子一样，激素（hormones）也是一种信号因子，它的名称也是取自希腊语中指代"活动"（movement）或者"运动"（motion）的词源。关于激素和细胞因子的差别，科学上仍有争议。就我们此处的讨论而言，这两者的差异主要在于它们来自哪里，又在哪里发挥作用。细胞因子是由单个细胞（主要在免疫系统内）产生的，它大多在身体的某个区域"就近"发挥作用。不同的是，激素是由一个腺体网络（内分泌系统）产生的，它通常会以一种"背井离乡"的方式来调节整个人体的器官功能。例如：肾脏上方的肾上腺分泌出的皮质醇会影响整个系统的压力反应；颈部分泌的甲状腺激素会影响整个人体的能量代谢水平；腹部的胰腺分泌出的胰岛素可以调节人体所有组织的血糖水平；人体大脑中的下丘脑，以及心脏都可以分泌出"爱的激素"，也就是"催产素"，它会影响人类与外部世界中其他人的社会性连接。男性/女性性器官会分别分泌出睾酮和雌激素等生殖激素，它们负责调节人体的诸多功能，比如生长、发育、繁殖还有情绪。

许多时候，激素其实并没像我们所以为的那样在"工作"，它们只是触发一连串事件，进而带动一个组织、器官或是系统功能发生改变。比如，许多激素会经由其原发腺体产生，分泌到血液中，到达目标组织，再刺激调节蛋白的生成，这种刺激有时是直接发生的，有时是通过激活基因间接发生的。

任意一种激素水平的不平衡（失调）都会引发连锁的多米诺效应，并将这种失衡的影响扩散到其他激素当中。一旦这种情况发生，要想再恢复平衡就很难了。例如，微生物组中的菌群失调会损伤肠道内壁，改变肠道通透性，进而干扰免疫系统的信号传递。这会增加系统发生炎症的概率，也会导致多种神经递质的信号传输"受阻"。血清素分泌不畅会使我们感觉悲伤，多巴胺分泌不足会让我们失去动力，甲状腺激素分泌问题可能会令我们增重，而皮质醇问题则会使人觉得紧张。失衡会引致更多失衡——我们的感觉和表现也会越来越糟。好消息是，反过来也一样，平衡会带来更多平衡，我们的感觉会越来越好，潜力也会被挖掘到顶峰。

内源性大麻素系统

内源性大麻素系统是贯穿整个肠－心－脑轴的另一种复杂的生化通信系统。我们把这一系统内的信使分子称为内源性大麻素【endocannabinoids，其中"大麻素"（cannabinoid）指的是分子结构，而"内源性"（endo–）则表示它们是在身体内部产生的】。

在许多方面，大麻素和诸如细胞因子等的细胞信号分子，还有诸如激素等的组织调节分子都很相似，但它在内源性大麻素系统内进行信号传输工作，主要还是为了监测整条"轴"上的失衡信号。每当出现"不平衡"时，比如身心感到疼痛的时候，内源性大麻素系统就会被激活，人体就会开始分泌大麻素，以此重新恢复平衡状态（其实往往是说起来容易做起来难）。

人体内产生的主要内源性大麻素是内源性大麻脂（其化学名称是花生酰乙醇胺，或者叫 AEA）。内源性大麻脂是由花生四烯酸（一种 Ω–6 脂肪酸）和乙醇胺（神经细胞膜的一种关键结构成分）自然生成的。它在内源性大麻素系统中扮演类似神经递质的角色。"大麻素"这个名字出自古老的梵文"ananda"，意为"快乐"或是"幸福"，所以内源性大麻脂也经常被称为"幸福分子"，因为它有助于减轻疼痛的感觉（身心双方面的），从而提升人的体验。

遗憾的是，我们不能把内源性大麻脂当成一种膳食补充剂来服用，因为它会迅速被脂肪酸酰胺水解酶（FAAH）分解掉（分解成花生四烯酸和乙醇胺）。不过，虽然我们没法真正"提高"内源性大麻脂的产量来帮助自己感觉好受些，但是，或许通过抑制脂肪酸酰胺水解酶来减缓这种分解还是可行的。这也是为什么许多制药公司都费尽心机地研究抗脂肪酸酰胺水解酶化合物，以此开发新型抗抑郁药和止痛药的原因，他们的举动基于这一假设：内源性大麻脂被分解得越少，留存在身边的幸福分子就越多，它们停留的时间也会更长。这也是目前大部分抗抑郁药的制药原理。我们把这类药物称为选择性 5- 羟色胺再摄取抑制剂（SSRIs），它们能在人体最初分泌出 5- 羟色胺之后减少对它的再摄取，这样一来，机体就有更多的"盈余"可以用来继续传输信号。这或许是一种可行的替代方案，因为它不是给人提供诸如羟考酮和芬太尼这类实打实的容易成瘾的阿片类药物，它是要让人体内的天然阿片成分能够更持久地发挥效力，以便更好地控制身体和心理上的疼痛。

还有一种自然途径可以抑制脂肪酸酰胺水解酶的分解，从而延长内源性大麻脂的起效时间，这是一种名为棕榈酰乙醇酰胺（PEA）的相关脂肪酸分子，虽然它不是传统意义上的大麻素（因为它实际上不与 CB 受体结合），但它可以通过减缓脂肪酸酰胺水解酶的活动，来放大人的自体大麻素（尤其是内源性大麻脂）的效果，从而提高幸福分子的活动水平，延长它的作用时间。棕榈酰乙醇酰胺的自然形式可见于蛋黄、大豆和花生之中，而它的合成形式多见于众多作为脂肪酸来源的植物油中。

免疫系统

在这条"轴"上的所有信号系统中，免疫系统是迄今最为复杂，却也是最具可塑性的一个。因此，如果想要采取多种途径改善人的身心活力水平，最重要的就是要改善免疫系统的功能。

胃肠道是人体中免疫细胞最密集的地方——人体的整个免疫系统中大约有 70% 的免疫细胞都在肠道中。它不仅与数以亿万计的微生物组细菌亲密相拥，还会与饮食中的营养物质、毒素和病原体持续纠缠，并且与区分"内（血液）外（肠道内容物）"的肠道黏膜不断接触。肠道（内脏）层只有一个细胞那么厚，而健康的肠道内壁外还有一层厚厚的黏液层，这个黏液层也是大部分微生物组相互作用的地方。这种由肠道细胞和黏液层所构成的"双膜"结构为我们的肠道提供了一种环境，以释放小信号分子（细胞因子 / 化学因子），与免疫系统进行沟通，并使免疫系统得以与人体的其他部分展开通信，其中包括下丘脑－垂体－肾上腺轴（压力反应系统）、心脏以及大脑。事实上，在感染、炎症、压力和自身免疫过程中，微生物组的信号传递都能极为显著地调节免疫系统的反应功能。

数百年来，大部分科学家都认为，因为存在血脑屏障，大脑和免疫系统之间是完全隔绝的。但是最近的研究表明，人体的免疫系统与大脑功能是密切相关的。传统科学认为：大脑负责管理身体，免疫系统负责保护身体，而新兴的心理神经免疫学正在彻底扭转这一概念，相反地，如今我们认为人脑和免疫系统之间存在更为密切的关联，免疫系统可以调节情绪、心理功能以及大脑性能。新的研究向我们展示了免疫系统是如何帮助大脑应对压力，以及支持基本的大脑功能，比如学习和社会互动的。在许多方面，免疫系统不仅是保护我们免受细菌和病毒感染的一面"盾牌"，它更像是一个全身性的监测器官。与人眼发送视觉信息和人耳发送听觉信息的方式类似，免疫系统也会检测并向大脑发送有关内外部环境的信息。

免疫系统有两个主要分支：先天免疫和适应性免疫。先天免疫启动炎症反应，而适应性免疫主要由 T 和 B 淋巴细胞组成，它负责识别和攻击特定的病原体。如果免疫系统活力低下——比如在应对长期压力、睡眠不足、倦怠，或是运动员训练过度等状况的时候——就可能增加上呼吸道感染（如感冒／流感）或是癌症的患病风险。如果它变得过度活跃，就会出现过量的炎症反应、过敏和自身免疫性疾病，比如风湿性关节炎、多发性硬化、红斑狼疮或是 1 型糖尿病等。先天免疫力是可以被"激发"出来的，或者说它是可以回复到平衡状态，去帮助控制炎症平衡，并通过自然途径（比如使用酵母和蘑菇提取物）来提高机体对于癌症疾病的警觉性的。

大脑中包含一种名为小胶质细胞的原生免疫细胞，而血脑屏障使得外围的先天及适应性免疫细胞都无法进入大脑。但迷走神经和脑脊液都可以携带免疫系统信号分子（细胞因子）进入大脑，进而帮助调节多种多样的大脑功能。比方说，我们认为细胞因子的信号传递是对慢性压力做出的反应，而且它也可能会对某些相关疾病，比如创伤后应激障碍、纤维肌痛和慢性疲劳综合征等造成核心干扰。

除了能用细胞因子来传送信号，大脑还有自己特有的，用以清除废物的血管，它能协助细胞进行修复和毒素清除工作，以此代替免疫系统的清理功能。整个人体中存在两种类型的血管，它们分别负责将血液输出和输入组织之中，就像你家里的水管也会有两类独立的管道，一类是输水管，一类是污水管一样。血管向组织输送氧气和营养物质，而淋巴管则负责清除毒素和细胞废物。淋巴管中的淋巴结富含免疫细胞，它们可以检测到自己所排出的组织中是否存在损伤或感染等情况，并解决掉这些问题。负责排出大脑废物的专门的淋巴网络（称为淋巴系统）里包含一个通道网络，脑脊液在此实现循环，经由这一过程，大脑既得到了清洁，又排出了毒素，细胞因子也因此而开始流通，并把免疫系统的信息传递给大脑，反之亦然。例如，一种名为白细胞介素–1–β（IL–1B）的细胞因子会激发"疾病行为"，许多人在患病时都会表现出这类行为，比如过度疲劳、嗜睡、食欲下降和社会退缩等。免疫系统产生的其他细胞因子，包括 γ 干扰素和 IL-17，可以与大脑前额叶皮层的神经元相互作用，支配人们的社会行为，其中也包括与自闭症谱系障碍相关的行为。由于先天免疫系统普遍具有识别细菌/病毒入侵者的一般类型的能力，而适应性免疫系统又有识别特定入侵者的能力，所以科学家们越来越认同这一观点：即免疫系统是一种"感官"，它与嗅觉、触觉、味觉、视觉还有听觉的作用方式相似。作为感觉系统中的"第六感"，免疫系统负责检测微生物，通过细胞因子将信息传送至大脑，并调节大脑的功能与行为。

总　结

要恢复这些多重交叠的沟通系统的平衡，需要运用工程师所说的"系统方法"，这一方法需要我们逐步分析贯穿整条轴线的沟通过程中的每一步的对错。而在"功能医学"和"功能营养学"里，如果要试图找到某个特定问题的根源，需要采用的正是这种全方位的方法。

从改善个人在心理健康连续谱上的感觉和表现的角度看，我们当然可以利用多种方法，通过改善任意一个"大脑"的功能来使自己"感觉更好"。然而，通过恢复每个"大脑"和身体其他部分之间的整个沟通轴的平衡，人可以在现实层面上接近身心的最佳健康水平，实现健康的心理状态，并使自己的感觉与表现到达潜力峰值。

后续章节将会概述许多能够改善身心表现的自然途径，这些途径包括营养（以及补充剂）、运动、睡眠、正念、社会联系及许多其他方法，它们的有效性已经得到了证明。

第二部分

如何改善身心健康

在这个部分，我们将探讨一些经过研究论证的方法，这些方法能够帮助人体恢复微生物组的平衡，提高整个肠－心－脑轴的效率，并保持思维、身体和精神上的活力。

重要的是，这些方法和技巧不仅受到科学证据的支持，而且也是我们可以做到的。科学当然伟大，但是，当科学能与你的现实生活结合，并对你的感觉和日常表现产生有意义的影响，那才是它真正令人振奋的地方。因此，第二部分的内容选材都是基于这样一种标准：这些方法既存在有效的证据支持，又可以在你的实际生活中发挥作用。

首先要解决"吃什么"这个亘古不变的大问题。我们会对心理健康饮食做些概述，这不仅关系到要吃什么，它还是一种饮食方法。科学证明，它比抗抑郁药更能改善人的情绪。

接着，我们会来大概讲讲全身性运动的重要性（及乐趣），听完之后，你不妨从沙发上站起来，这不仅是一项运动，它能比抗焦虑药处方更有效地改善你的心理健康，也能比注意缺陷药物更好地强化我们的注意力。

事实听来可怕，睡眠不足不仅会破坏好心情，还会增加机体患上癌症、糖尿病、心脏病和阿尔茨海默病的风险。如果这么说还不能让你发愁到睡不着，那再想想这些：糟糕的睡眠质量会让人变得紧张兮兮、开始发胖、缺乏同情心，也没有兴致做爱——这些都会降低人的活力。令人惊讶的是，虽然大多数人每晚根本睡不够 8 小时，但还是有些简单的方法可以改善你的睡眠质量，这样，不管你能睡多久，醒来后都会感觉精力充沛、精神清醒。

现代人建立的人际连接远远不够，社会隔离几乎已经成为一种流行病，因此，要解决这个困局就显得十分重要。针对这一问题的讨论将有助于重燃我们在三方面的信心并恢复自我效能感：控制（培养一种可以掌握自己命运的意识）、承诺（认为某一事物足够重要，值得我们为之奋斗的信念），以及归属感（积极参与到某个与自己价值观一致的团体之中）。人生中的大部分挣扎，与其说是"你与别人的战争"，不如说是"你与自己的战争"，那是现在的你和未来的你之间展开的一场争斗。

最后，我们会介绍几十种能对肠道、大脑、心脏和肠－心－脑轴产生有益影响的天然补充剂——尤其是那些使用历史悠久，又被科学证明确实能够改善心理健康状况的补充剂。

本书的第二部分从抽象的科学事实出发，将之提炼成一套实用的方法，无论平时有多忙，你都可以用它来指导你的生活实践。正如我所说的，我喜欢科学，但我更喜欢将科学应用到现实之中，使它能对我们的健康和福祉产生有意义的影响——尤其是在日常感觉和表现方面。

第五章

用饮食改善心理健康

　　拥有一个组织恰当的微生物组，就像是打了一针天然的应对内部压力的疫苗，只要你需要，它就可以按照需求自动起效。几十项研究已经共同证明了：饮食是维持微生物组健康以及肠脑、心脑和大脑健康最直接、最关键的因素。因此，饮食与身心健康密切相关。科学证明，制定特殊的饮食干预措施会比服用抗抑郁处方药、抗焦虑药更能缓解抑郁和平息焦虑症状，这一点，无论是在迅速改善个体感觉的初始效果上，还是在更长时期内预防日后的复发方面都是如此。

　　当饮食结构变化时，只需短短 24 个小时，肠道微生物组的平衡也会出现同步的实质性改变。例如，让一个吃惯了高糖、高盐、高脂的西方饮食的志愿者改吃富含高纤水果和蔬菜的食物，那么在 48 个小时内，他体内的微生物组多样性就会提升，全身性的炎症也会减少。

　　在改善微生物组平衡和心理情绪状态方面，目前学界研究出的最理想的饮食模式是地中海饮食，这种饮食倡导以全谷物、坚果、豆类、蔬菜和水果为主，适度食用家禽和鱼类，尽量少吃红肉。采取这种饮食模式可以使肠道微生物组的平衡得到明显的改善，还会大大降低神经炎症（如阿尔茨海默病）、精神疾病（如抑郁症）和心血管疾病（如心脏病和中风）的发病率。

　　遵循地中海饮食方式的人摄入的纤维（包括益生菌纤维）、植物蛋白和植物营养素（尤其是多酚、类黄酮和类胡萝卜素）水平都更高。鉴于这些从植物中萃取的物质本身所具备的营养特性，采取这种进食方式的人体内的微生物组细菌比例也会得到改善（拟杆菌更高、厚壁菌更低），这种变化有助于加强他们的新陈代谢水平，人也会比较不容易发胖。氨基酸是合成神经递质的必备要素，相比于动物蛋白比例很高的西方饮食来说，地中海饮食中的植物蛋白摄入量更高，这对人的情绪（神经递质合成）、炎症平衡（产出更多的锻炼脂肪酸）、肠道健康（肠道黏膜屏障的强大维护作用）以及心脏和大脑健康（更少产生系统性炎症）都具备多方面的好处。

富含动物脂肪，尤其是饱和脂肪和反式脂肪的饮食，不仅会增加抑郁等心理问题的发生风险，也与心血管疾病、肠道炎症疾病以及神经退行性疾病相关。研究证明，高脂饮食会改变微生物组的代谢水平，使拟杆菌的含量减少、厚壁菌的含量增加，这么一来，人就会容易发胖。相反，科学证据表明：主要存在于鲑鱼、鲭鱼、沙丁鱼和凤尾鱼这些高脂鱼类中的 Ω-3 脂肪酸可以提升"好"菌种（包括双歧杆菌和乳酸杆菌）的水平。同样，鹰嘴豆（地中海饮食的主食）所独有的植物蛋白和益生元纤维（低聚糖）组合会改变厚壁菌与拟杆菌的比例，这不仅能降低人体现有的脂肪含量，还能让人变得不那么容易发胖。

压力下的微生物

人体微生物组也会受到在饮食和环境里可能接触的化学物质的影响。肠道微生物组至少能够代谢并受到 50 种环境化学品的侵扰，其中包括重金属和内分泌干扰物，比如许多塑料制品中的双酚 A（BPA）。研究证明，存在于食物和环境中的双酚 A 会降低肠道微生物组的多样性，同时提升与炎症相关的"坏"细菌的比例。

也许危害程度最高的"化学品"就是抗生素，因为它可以诱发广泛的微生物组损害。就算从没服用过抗生素药物（这非常少见），你也会持续地接触到它们，因为它们会污染湖泊、河流、市政供水（自来水）、农用土壤和许多食物来源，尤其是鸡肉、猪肉和牛肉的商业来源。

就连非抗生素药物也有可能改变肠道微生物组的平衡，并影响我们的情绪和行为，无论你是直接服用了这种药物，还是接触了它们的环境污染物。除了抗生素以外，目前已知会对微生物组产生不利影响的药物有 40 多种，其中包括泻药（治疗便秘）、质子泵抑制剂（治疗胃灼热）、雌激素（包括避孕药）、二甲双胍（治疗糖尿病）、他汀类药物（治疗胆固醇）、炎性肠病/肠易激综合征药物（治疗肠道问题）、苯二氮䓬类药物（治疗焦虑）、抗组胺药（治疗过敏）和抗抑郁药。

看到这一长串可能损害人体微生物组的药物清单，又了解了有那么多人不得不高度依赖综合用药（为了治疗多种疾病而服用多种药物），这就难怪心理健康问题会在全球范围内演变成流行病级别的现象了。这其中有一个特别的例子，最常用于治疗抑郁症的一类药物——包括氟西汀（百忧解）、舍曲林（左洛复）、帕罗西汀（赛乐特）和其他药物——具有抗菌活性，它们会消耗掉"好"细菌，包括乳酸菌、普氏菌属以及其他与代谢和防止发胖相关的细菌。这就能够解释，为什么许多服用了选择性血清素再摄取抑制剂（SSRIs）的病人都会出现体重增加这一常见的副作用。

能复原的微生物

从积极的方面看，正如人工合成的处方抗抑郁药会对微生物组产生危害一样，服用膳食补充剂，比如益生菌、益生元纤维和植物性营养素，会有助于提升微生物组的多样性和复原力。研究证明：一些乳酸菌和双歧杆菌菌株可以降低压力（包括降低皮质醇）、焦虑（包括提高伽马氨基丁酸）及抑郁（包括提高 5- 羟色胺）水平；益生菌纤维，尤其是半乳寡醣和半乳甘露聚糖，可以增加人体的抗压能力，改善认知灵活性，并提升心理表现，这一过程可能是通过加强微生物组平衡和减少与促炎症细胞因子的接触共同实现的。益生菌、益生元，以及越来越多地从植物中提取出的阳生素，都被证明可以调节微生物组平衡，并且缓冲身心压力所带来的负面影响。比方说，当接触到急性和慢性应激源的时候，下丘脑 – 垂体 – 肾上腺轴应激反应网络的活性就会降低，这可能是因为此时皮质醇暴露，微生物组多样性以及肠道完整性状况都有了改善。

心理健康饮食模式

我不太喜欢"规定饮食"（diet）这个词，因为它往往意味着我们只会在一段时间内遵循某种进食方式，之后还会停下来。大多数人会把"规定饮食"当作一种限制性的进食方式，他们终究会"停下来"，然后回归到"正常"的饮食中去。

更恰当的表达应该是"日常营养"（habitual nutrition）。实际上它描述的是动物、人通常会定期或者持续食用的食物种类。从这个角度来看，完全可以把心理健康饮食看作这样一种饮食模式：一种你必须要每天遵守，并且尽可能保持每餐之间一致性的饮食模式。

在谈论饮食时，我们需要始终牢记：吃进去的餐点集合了各种营养素，它们以各种方式相互作用，继而帮人保持身心健康。因此，尽管你可以单

心理健康饮食金字塔

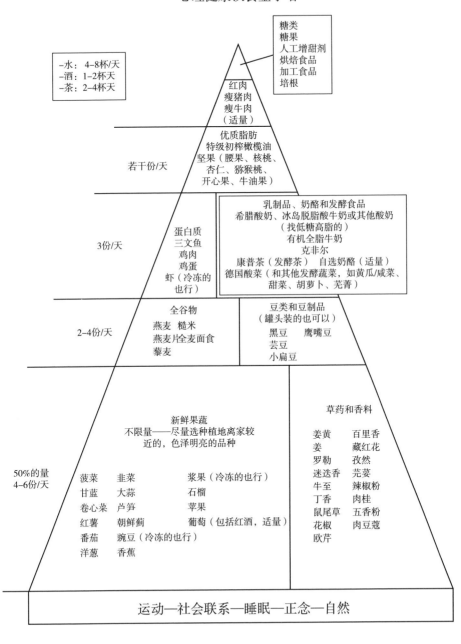

独添加某种额外的营养成分，比如维生素 B9（叶酸）、矿物质（比如镁），或是脂肪酸（比如 Ω−3）来提升自己的心理健康状况，但你始终都要牢记"整体饮食"（whole diet）的概念。

在接下来的章节中你会看到，整个"心理健康饮食"模式所倡导的主要方法之一就是多吃植物，特别是多吃色泽艳丽的高纤果蔬。作家迈克尔·波伦在他的优秀著作《吃的法则》里用 7 个英文单词做了精准的概括，即"吃食物，别吃太多，主要吃植物类（eat food, not too much, mostly plants）"。这很对。他还进一步将"食物"界定为"真正的食物"，比如全蔬、水果、全谷物和鱼类，而不是那些"能吃的、像食物一样的物质"（他指的是加工过的垃圾食品）。

看一下"心理健康饮食金字塔"（见上页）就会发现，你的盘子里至少该有一半是蔬菜、水果和香料（金字塔的"底座"）。另一半应该是全谷物与豆类/豆制品/种子/坚果和优质蛋白/脂肪（总以组合形式出现）的均衡组合。这种"偏植物"的饮食方式并不是在说吃肉不好，它只是能帮助我们关注这个事实：植物类食物中含有大量的特定生物活性化合物，它们能提升当下的感觉，并将这种感觉更为持久地保持下去，尤其是当我们身处压力之中时（提高复原力）。

即便对植物学和生物化学没有深入的了解，我们也能想象到，许多最健康的植物化合物——比如类黄酮、类胡萝卜素、葡糖苷酸和其他许多化合物——都是由植物产生的，它们能够提供天然的抗压屏障，来削弱阳光、热量、干旱和虫害所产生的破坏性影响。在通过饮食摄入这些植物的时候，你也能同时收获这种有利于抗压的益处。一旦这些抗压植物化合物进入人体内，就能帮助我们保持微生物组的平衡、减少细胞损伤（抗氧化效应）、恢复免疫警戒（和癌症监测）、平衡炎症（促进心脏和大脑健康）和促进血液流动（提升心理和身体表现），它们也有利于激素平衡和血糖控制。

植物性食物富含所有的标准必备营养素，如维生素、矿物质、脂肪酸、碳水化合物、蛋白质及纤维，它们还富含数以千计的生物活性植物营养素，如类黄酮（可见于浆果、葡萄、苹果、柑橘、茶、红葡萄酒和黑巧克力中）、类胡萝卜素（可见于胡萝卜、辣椒、南瓜属植物、红薯、菠菜和甘蓝中）、硫醇/葡萄糖苷（可见于洋葱、大蒜、韭菜、球芽甘蓝、西兰花和卷心菜中）以及木脂素/植物雌激素（可见于坚果、种子、豆类、全谷物和鹰嘴豆中）。因此，植物是心理健康饮食金字塔的根基——而且怎么强调都不为过的一点是——每餐的植物含量至少要占到你盘子里食物总量的一半。

全球调查研究一再表明，那些遵循地中海饮食模式，也就是食物中含有大量植物及海鲜的人比那些遵照西式饮食模式，吃了很多快餐和加工食品（比如精制谷物）的人患抑郁症的风险要低大概50%。在其他研究中，相比于吃西式饮食的日本人，采用传统日本饮食模式，多吃鱼类、绿茶、绿叶蔬菜、豆腐和发酵食品的日本人患抑郁症、自杀的人数都要少一半。在斯堪的纳维亚半岛（挪威、芬兰、瑞典、丹麦和冰岛），相比于采用西式饮食模式、更多食用红肉、精制谷物和加工食品的人来说，遵循传统全食饮食模式的人出现心理健康问题的数量要少得多。很显然，这些国家能经常在全球"最幸福的地区"名单上名列前茅，饮食是一个主导因素。同样有趣的是，许多研究表明，在海产品（尤其是高脂鱼类）消耗量最高的国家，心理疾病的发病率也会大大降低，比如焦虑、注意缺陷多动障碍和抑郁症（包括产后抑郁症）。

从针对世界各地越来越多国家的研究当中，我们反复得出相同的结论——多吃加工适度的全品类食物可以改善情绪水平，而多吃加工食品则会让情绪状况变糟。这种相关性可见于不同性别（男/女）、年龄（年轻的/年长的）、体型（瘦的/胖的）、经济状况（富有/贫穷）和生活方式（好动/久坐）的人群之中——就连在动物王国中，你也能从小鼠、大鼠和黑猩猩身上看到同样的联系。针对动物的研究显示：饮食的改变不仅会导致行为的变化（比如抑郁、焦虑、社会隔离等），还会带来神经递质的改变，比如 5- 羟色胺（快乐递质）和伽马氨基丁酸（放松递质），它也会引发微生物组平衡和大脑结构的直接变化。食用过量垃圾食品会阻碍大脑中新神经元的生长，尤其是在海马体，这个区域不仅对心理健康至关重要，对学习和记忆也有非常关键的意义。

值得注意的是，饮食模式对情绪和心理表现的影响似乎是不受其他因素干扰的，也就是说多吃健康食品并不能"抵消"多吃不健康的垃圾食品所带来的坏处。同样的，不吃垃圾食品和加工食品，但也不吃蔬菜、水果和全谷物，对心理健康也没好处。

人体会对加工食品产生一些非常有趣的生物反应，那就是人体内部的压力反应系统（包括肾上腺、微生物组和免疫系统）会因此而被激活。反之亦然，压力反应过度活跃或持续过久往往也会导致人产生"压力性饮食"，并且变得更加想吃垃圾食品——这接下来又会引发压力，而压力就会带来压力性饮食，然后再产生压力，继而形成恶性循环。

遵循心理健康饮食模式不仅对情绪和心理表现有益，对预防痴呆症、心脏病和糖尿病也很有效。一些研究表明，按照心理健康饮食模式去吃（多吃蔬菜、水果、豆类、坚果、全谷物、鱼类、橄榄油；喝适量红酒；少吃红肉和乳制品），可以缓解认知力下降、痴呆症和阿尔茨海默病的发病率，还能直接减少淀粉样蛋白的累积。全球范围最大的饮食干预研究"PREDIMED 试验"对7000 多名 55~80 岁之间的成年欧洲人做了跟踪调查，这些被试者都属于心脏病高风险人群。参与试验的志愿者们被分为两类，他们分别遵循地中海饮食模式（和心理健康饮食模式极为相似）或是美国心脏协会推荐的低脂饮食模式。这项研究原计划进行 6 年，但却在第 5 年的时候完成，因为结果已经很明显了：相比于采用低脂饮食模式的被试者，采用地中海饮食模式的被试者心脏病发作率已经减少了 30%，这是个非常可观的比例。而且后者的认知功能更好、更少得糖尿病、血压更健康、胆固醇含量更低，氧化压力和炎症指标也都有所下降。

另有一项大型研究——哈佛护士健康研究（Harvard Nurses' Health Study），针对 45000 名女性的习惯性饮食模式进行了追踪调查——相对于在 PREDIMED 试验中真的改变了饮食模式的人来说——日常吃法更接近心理健康饮食模式的女性比更接近西式饮食模式的女性炎症水平低约 40%。这是一个重要的发现，因为炎症、免疫功能与抑郁症之间存在密切的联系。

澳大利亚有一项饮食模式与心理健康间联系的突破性研究，即支持在情绪低落的状态下改变生活方式（Supporting the Modification of lifestyle in Lowered Emotional States，SMILES）试验。这项试验为期 12 周，在试验期中，抑郁症被试者遵循地中海风格的饮食方式，试验期满后，有 1/3 被试者的抑郁症状已经得到了完全的缓解。另有一项同为 12 周的类似研究（HELFIMED，代表地中海式饮食，终生健康饮食）显示：饮食所带来的好处首先是可以预防抑郁症发生。综合看来，这些干预研究（被试者遵循一种饮食模式，并随时间推移报告自己的状态）提供了令人信服的证据，以此说明：地中海式饮食是一种类似于心理健康饮食的模式，它既能够治疗抑郁症，又可以防范抑郁症。

在最近的一项干预研究【B3 项目——大脑、身体、生物群（译者注：因项目名称中的三个单词 Brain、Body、Biome 首字母都是"B"而得名）】中，研究小组证明了，心理健康饮食模式对那些处在"健康压力"之下的人也有好处。虽然这些人可能没被诊断出抑郁症或是焦虑症，但他们的生活肯定也有一定程度的压力，比如饮食习惯不够完美，每晚睡不够 8 小时，做的运动也没有他们想象中多。这听起来是不是很像你所认识的某些人？通过调整饮食，被试者在整体情绪、能量水平、注意力和复原力方面都获得了 30%~60% 的改善，这是个惊人的数字（有关这项研究的更多信息，以及我们应该如何将其应用到实际生活之中，会在最后一章里详细介绍）。

构建强大的大脑

现在我们知道：高糖、过度加工、低纤维、低植物营养素的饮食模式对情绪、注意力和整体心理健康状况不利。我们还知道，人体微生物组（"第二大脑"）会将加工食品视作一种"威胁"，因为它可以引发应激反应（肾上腺／皮质醇），包括免疫激活和炎症反应（"轴"），这些反应会损害心脏（"第三大脑"）并破坏神经元（"第一大脑"）。人体在摄入西式饮食时会产生的反应和在遭遇细菌或病毒感染时的反应并无二致——体内多个系统都严阵以待，"保护"机体免受入侵者的威胁。但遗憾的是，倘若我们每天多次给自己"输入"垃圾食品，轴系统就会被重新编码，并持续处于过度活跃的状态，进而导致皮质醇、炎症细胞因子的慢性过载以及组织的衰竭。

按照心理健康饮食的模式来吃，不仅可以减少整个肠－心－脑轴受到的损害，事实上，它还可以促进许多脑区内新神经元的生长。近期的许多研究，包括我自己的一些研究都表明：按照类似"心理健康饮食"的方式来吃，可以增加人体内一种名为脑源性神经营养因子的蛋白质生长因子的水平，这对中年人和老年人也不例外。脑源性神经营养因子有两方面的好处，它既能保护现有的大脑神经元免受氧化和炎症反应的压力，又能促进与记忆、情感、情绪和心理健康相关的关键脑区（如海马区）中的新神经元生长。抑郁症及双相情感障碍患者的海马体体积往往都缩小了，他们的脑源性神经营养因子的水平也都有降低的情况。

之前我们就知道，压力会降低脑源性神经营养因子的水平，而运动则可以提升这一水平。现在又有了另一个工具——我们的饮食——可以帮助我们保护并且在真正意义上构建自己的大脑。想想看，许多人（包括我自己）付出了大量努力去锻炼和优化饮食，就是为了让自己的身体更加健康、强壮和高效，我们也可以用同样的方式去构建一个更加健康、强壮和高效的大脑。

你的心理健康饮食之旅

请给我两周时间，我不仅会告诉你应该吃什么，还会帮助你了解为什么要这么吃，以及怎么烹饪这种奇怪食物（甘蓝！）最为轻松，因为当你第一次在本地的杂货店或是农产品部门找它的时候，可能压根儿都认不出来它长什么样子。

在接下来的 14 天里，我们会循序渐进，每天前进一小步。第一天起你的感觉就会变好，之后的每天感觉都会越来越好，到了两周结束的时候感觉会超级好。如果能继续执行下一节重点讨论的简要步骤，有可能你未来的生活都会感觉很好。别担心，你不用变成一个专业大厨。相反，我们是要找到办法，用最小的代价（你的时间和努力）实现最关键的产出（心理健康水平的提升），使你在繁忙的生活中获得最大的回报。

心理健康饮食法在本质上只是一个框架，用来帮助你少吃加工过的垃圾食品，多吃全品类食物。前面总结的所有研究都可以被归结为一个非常简单的事实：如果你吃垃圾食品，你的感受也会很"垃圾"。但反过来说，如果吃更多全食，你也会感觉身心统合，完整无缺，身体健康和心理健康状况都会得到明显的改善，这是事实，也有研究支持。

不要害怕，这比你预料得要容易得多——而且照着这个方法吃，也可以吃到很多美味——没想象的那么难以下咽。

在接下来的部分中，我将针对每个特定的天数概括出一个简短的要点，来说明在这一天应该做到的事。但是，只有当你能真正将这些技巧融入繁忙的生活中时，它们才是最有效的，我坚信，看到它们变成现实，会真正帮助你深入理解你在此处读到的这些。

第一天　不吃什么（不吃“垃圾”计划）

这是本计划中的“干预”部分——是在我们能为自己的饮食行为添砖加瓦之前需要先去除的东西。研究表明，多吃“好”食物（纤维、植物营养素、发酵食品、优质脂肪和植物性蛋白质）可以让人感觉更好，但研究同样表明，反过来，吃“垃圾”食物就会让你的感觉像垃圾。很抱歉说得这么直白，但总得有人说实话。

心理健康饮食法不仅要求我们多吃好东西，还要求少吃坏东西，这两种行为可以相互独立地发挥作用，进而提升或者降低你的情绪感受。即便你吃了很多好东西，也没法真正“弥补”持续摄入坏东西给身体带来的损害。但我得说清楚了，这并不是说你永远不能去享受巧克力饼干或者是吃一块蛋糕，只是得注意自己吃这些东西的频率。

如前所述，临床试验显示，在改善情绪和减少抑郁症状方面，心理健康饮食风格或者模式比抗抑郁处方药更有效。把纤维、优质脂肪、发酵食品和植物营养素（我们称之为“好心情食品”）组合在一起，再加上少吃糖和加工食品，就能共同改善人体的微生物组平衡、肠道健康以及整个肠－脑轴的平衡状况。

第二天　新鲜水果和蔬菜

新鲜果蔬也是一剂良药——它们纯粹而简单。除了富含纤维和对人体有好处的好细菌之外，水果和蔬菜还是丰富的抗氧化剂来源，它们能从细胞层面维护人体的健康。

第三天 全谷物和瘦肉

全谷物、豆类、种子和坚果似乎是为了整个肠 – 心 – 脑轴的健康而量身定做的食品。因为它们都是植物营养素、纤维和优质脂肪的丰富来源，这些超级食品中的每一种都能帮助调节血糖水平（改善整体代谢和心理表现），同时改善肠道健康，支持肠道完整性。

第四天 蛋白质和乳制品

蛋白质对身体每一个组织的建立及修复都至关重要，包括肌肉、肌腱、韧带、骨骼、皮肤以及体内的 10 万亿个身体细胞。伴随着年龄的增长，人体可能会需要越来越多的蛋白质去帮助维持能量水平和肌肉力量。同样，如果想要减脂或者增肌，也得摄入更多的蛋白质。纳入精益蛋白质来源与多吃果蔬、摄入优质脂肪同等重要，事实上这些物质都能帮助我们"更好地老去"，使人得以延年益寿。如果想选择非肉类的蛋白质来源，可以考虑豆类、种子、坚果和植物性蛋白质，比如鹰嘴豆。

第五天 优质脂肪

脂肪不是你的敌人！像是鱼、橄榄、牛油果、种子还有坚果里的优质脂肪都是生成健康脑细胞所必不可少的组成部分。优质脂肪有利于我们调节整体的新陈代谢水平，所以吃对了脂肪实际上是能帮你提高燃脂效率的！脂肪还能让食物变得美味，它还有助于提升饱腹感，使人不那么容易觉得饿。

第六天　红肉

红肉可能不再是人们饮食的中心了，而且它肯定也不应该变成任何一顿饭的中心，不过这并不意味着它得被完全消灭。红肉的蛋白质来源最为丰富，因此要践行健康、均衡的心理健康饮食模式，它绝对是一个重要组成部分。但是，考虑到过度食用红肉会明显增加人体的系统性炎症（涉及整个肠－心－脑轴），所以在摄入红肉时还是得适量，要将炎症反应控制在健康范围内。红肉作为饮食的一部分依然对你的健康负有重要的责任，但它更多应该以一种调味品或是配菜的形式出现在餐桌上，而不是主菜。

第七天　用健康的方式吃甜食

甜食和加工食品对饮食健康没好处，对心理健康更没好处，这已经不是什么秘密了。但请记住，所谓心理健康，指的是人要保有最佳感觉，要享受生活的方方面面——而偶尔放纵一下来顿甜食大餐绝对是人生的一大乐事。你有很多方法，可以让自己在"尝到甜头"的同时又能够适可而止。

第八天　让它为你服务

现在你已经对心理健康饮食模式有所了解了，接下来让我们学学如何让它为我所用，看看怎么按照它去采购食物、制定膳食计划，有什么技巧和窍门能帮助我们为一周的餐食做好准备。

第九天　备餐，方便收纳

你肯定已经听说过"备餐"一词了，但现在要解决的问题是，怎么在实施心理健康饮食的同时帮你节省时间和精力。

第十天　如何与孩子（或是挑食的成年人）一同健康饮食

你有孩子吗？如果你有，你肯定会希望他们能吃得更好。我来告诉你怎么做才能实现这一点。

第十一天　不用开火

从最简单的烹饪方式学起吧——不开火。来学一学怎么在不开火的情况下快速、轻松地做出一顿饭。

第十二天　用平底锅烹饪

用平底锅烹饪是最流行的一种烹饪方式。了解一下它是如何与本饮食计划完美结合的。

第十三天　用煮锅做饭

想要快速做出一顿饭吗？你可以学学怎么用煮锅来完成这一点。你＋一口煮锅＋一道菜谱＝一顿简单又美味的心理健康大餐。

第十四天　继续前进，以及简单的"一锅烩"

用最后一餐来结束这段旅程，那就是目前最热门的新趋势："一锅烩"或者"速食"主义。

总　结

这听起来也不坏，对不对？

现在你已经看到了，在这个 14 天计划里你都需要做到哪些事。是不是觉得你也能做到？

如果你坚持两周都像这样吃，然后把这变成一种长久的饮食习惯（也就是你的新型饮食方式），你会发现，随着时间的推移，你的压力水平和紧张程度会逐渐降低，能量水平、记忆力、注意力和创造力会不断提升，最后你会感觉情绪更稳定、复原力更强，活力也会更充沛。

请继续阅读，来了解这种可持续的饮食方式能给我们带来哪些细节上的改变。

心理健康饮食购物清单

可以多准备点儿以下食物，这样当你产生吃加工垃圾食品的冲动时，就随时有材料来准备一些健康的餐点。

新鲜果蔬

- 不限量——尽可能选择种植地离家较近的、色泽鲜艳的品种
- 菠菜
- 西红柿
- 辣椒（颜色越多越好——红色、橙色、黄色、绿色，得是辣的！）
- 洋葱
- 韭菜
- 大蒜
- 西兰花（冷冻的也行）
- 菜花（冷冻的也行）

- ◆ 茴香
- ◆ 芦笋
- ◆ 甘蓝
- ◆ 卷心菜
- ◆ 红薯
- ◆ 南瓜
- ◆ 豌豆（冷冻的也行）
- ◆ 青豆
- ◆ 香蕉和大蕉
- ◆ 浆果——蓝莓、黑莓、覆盆子（冷冻的也行）
- ◆ 石榴
- ◆ 苹果
- ◆ 柑橘类水果（橙子、橘子、柠檬、酸橙、葡萄柚）
- ◆ 葡萄（包括红葡萄酒，适量）

豆类和豆制品

- ◆ 罐头也行
- ◆ 黑豆
- ◆ 肾豆
- ◆ 鹰嘴豆
- ◆ 小扁豆

优质脂肪

◆ 特级初榨橄榄油

◆ 牛油果

◆ 坚果——腰果、核桃、杏仁、夏威夷果、开心果

全谷物

◆ 燕麦／燕麦片

◆ 全麦面食

◆ 藜麦

◆ 糙米

乳制品、奶酪和发酵食品

◆ 希腊酸奶、冰岛脱脂酸牛奶或其他酸奶（选低糖高脂的）

◆ 全有机牛奶

◆ 开非尔

◆ 康普茶（发酵茶）

◆ 自选奶酪（适量）

◆ 酸菜

◆ 其他发酵蔬菜（如黄瓜／咸菜、甜菜、胡萝卜、芜菁）

蛋白质

- ◆ 三文鱼

- ◆ 金枪鱼（罐装的也行）

- ◆ 鸡肉（新鲜或冷冻的都行）

- ◆ 鸡蛋

- ◆ 虾（冷冻的也行）

- ◆ 瘦猪肉

- ◆ 瘦牛肉（适量）

- ◆ 素肉（一种由小麦面筋制成的素食肉类替代品）

- ◆ 豆腐、豆豉和毛豆（不同版本的豆类）

草药和香料

- ◆ 姜黄

- ◆ 姜

- ◆ 罗勒

- ◆ 迷迭香

- ◆ 牛至

- ◆ 丁香

- ◆ 鼠尾草

- ◆ 花椒

◆ 肉豆蔻

◆ 欧芹

◆ 百里香

◆ 藏红花

◆ 孜然

◆ 芫荽

◆ 红辣椒

◆ 肉桂

◆ 五香粉

下图是心理健康饮食的日餐食比例建议

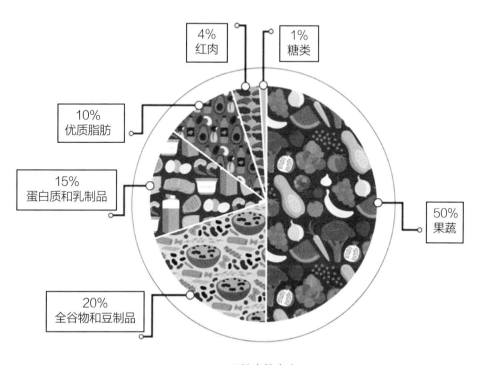

心理健康饮食盘

第六章

用运动改善心理健康

我是个运动狂，高中时加入过田径队，但我是个资质平平的运动选手——之所以加入田径队，更多是为了社交，而不是为了成为一个优秀的运动员。大学的时候，有个朋友鼓励我尝试一下划艇运动。我一下子就迷上了！划艇最终成为我大学生活的重要组成部分，可能和运动医学以及健康管理研究同等重要（甚至更重要些）。划艇实战训练的强度已经够大的了，再加上划船机、跑步和举重练习，每天我们都得锻炼好几个小时。不划船以后，我又参加了自行车比赛，然后是铁人三项，最后是超长距离马拉松比赛。在运动方面，我至今已经参加过几十项铁人三项赛，跑过80~160千米的越野超跑。你甚至可以说，我现在对运动"上瘾"了，或者至少在某些方面有点依赖运动——尤其是在维持心理健康上。

我常问我的学生，如果有研究证明运动对健康"有害"，你还会不会做运动。大部分人说还是会，因为运动能让他们心理健康，还能让他们自我感觉良好。这种论调对于不常运动的人来说有些疯狂，因为人们想象中的运动往往都关联着"气喘吁吁、大汗淋漓和不舒服"的感觉——这有点儿类似于"没有付出，就没有收获"的人生信条，因为许多人都会把运动和苦差或是惩罚联系在一起。

我能理解。当面对着这么多能让我们"躺平"的诱人选择，比如柔软的沙发、有趣的电视以及让人血脉偾张的视频游戏时，要鼓励自己站起来运动可能确实很困难，而这种诱惑是无穷无尽的。但我想在本章中说明的是：如果想要创造最佳的心理健康状态，定期进行体育运动（无论你是不是管这叫作运动）与营养、微生物组平衡或是本书所提及的其他健康项目都同等重要。

我在说起心理健康饮食法的时候多次提到了"饮食"一词，它指的不是那种局限的"规定饮食"，而是指"日常营养"和"习惯性接触"的食物以及营养物质——这也适用于体育活动（你的身体经常接触什么或者经常做什么）和正念练习（你的大脑经常接触什么或者思考什么）。假如我们经常做水平适中的体育运动，那整个肠 – 心 – 脑轴就能保持平衡，身心表现就能得到优化。

人体是一种非常独特的"机器"，它既会因为"过度使用"而发生故障（和所有机器都一样），也会因为"使用不足"或者久坐不动而出现问题（人体这台"机器"所特有的）。拿"用进废退"这句话来描述人体这台"机器"再合适不过了，而本章就是要解释清楚为什么运动对人的心理健康至关重要。

运动可以建设大脑

适量的运动能够给大脑功能（包括神经生成）、心脏功能（包括心脏力量和效率）以及肠道功能（包括肠道屏蔽功能和微生物组多样性）带来有意义的变化。

在标准的 6 分钟步行测试中能走完 400 米的老年人，在随后 10 年中的死亡风险比走不完 300 米的同龄人要低一半，这就说明身体健康的人通常也更长寿。然而，运动的作用不仅是加强心脏功能、骨骼强度或者肌肉力量，它还能减少慢性炎症、平衡激素水平，并且减弱我们对压力的生理反应——而这一切都对心理健康有好处。慢性炎症可不会"看人下菜碟儿"，它会无差别地增加每个人罹患心脏病、癌症、糖尿病、神经系统疾病以及心理健康问题的风险。

人脑会在40岁左右开始萎缩，其中额叶、纹状体和海马体内的细胞退化得最快，这些区域涉及最复杂的思想、运动和记忆功能。你会对这种下降产生多大程度的反应，取决于你有多少"认知储备"。认知储备是一种"心理缓冲"，在大脑识别到这些认知、情绪和行为的变化之前，它能帮你承受更多的损伤。认知储备的多少和你拥有的神经元数量未必相关，真正重要的是这些神经元在大脑不同网络中相互连接的程度。神经元之间的高效连接能在大脑因为年龄增长而发生衰退的时候做出补偿。它还能帮助信息重新"计算通路"，以便各个器官能够继续优化运作。

我们知道炎症、胰岛素抵抗、压力、睡眠不足和社会隔离都会降低认知储备，而恰当的饮食、教育、充足的睡眠、社交联系和运动则可以提高认知储备（即便到90多岁也是如此）。"身体健康，则思维健康"这句古老的格言从来没有像现在这样贴切过，大量研究表明，有规律的体育活动可以显著提高记忆力、注意力、信息处理速度和诸如计划及多任务处理的执行功能。

运动能使我们保持身体健康，也可以改善大脑的健康状况，它增加大脑血流，刺激细胞分子释放，这些分子既能激发新的脑细胞生成，又能维持老的脑细胞健康。运动也会促使大脑协调有关平衡、态度及导航功能的无数信号，帮助保持（和增加）认知储备，预防痴呆。

与直觉相反，运动并不像想象中那样能够增加我们的日均能量消耗。近期研究表明，非洲狩猎采集者（哈扎族）和典型的美国成年人每天消耗的热量大致相同，尽管前者的活动量要比后者多 5~10 倍。产生这种差异的原因在于哈扎族人自动调整了在生活中运动的方式，虽然他们做了很多体力运动，但他们也减少了在其他任务上的能耗——这是一种战略性的"偷懒"——所以他们每天的总卡路里消耗可以保持不变。锻炼身体似乎并不会改变你每天消耗的卡路里总量，但它会改变你消耗它们的方式。

哈扎族人的微生物组十分独特，这也激起了研究人员的兴趣。相比于典型西方人的微生物群，哈扎族人的微生物群更加多样化，适应力也更强。这在很大程度上是因为他们摄入的纤维量非常大（大约每天 100~150 克，而推荐摄入量是 30~40 克，美国人则只有 10~15 克），和他们的活动水平也有关系。在典型哈扎族狩猎采集者的一天中，他们至少要进行 2 个小时的剧烈活动（如跑步）和几个小时的轻度活动（如步行）。相比之下，习惯久坐的美国人平均每天只运动 10 分钟。由于身体活动水平的巨大差异（随之而来的是更好的微生物组平衡，这部分是由于纤维摄入，部分是由于运动），哈扎族人的肠脑更加健康，他们几乎没有心血管疾病（心脑）或抑郁 / 焦虑（头脑）的迹象。

习惯了在生活中久坐的人，体内的卡路里含量往往都是过量的。因此，诸如炎症和战斗或逃跑的应激反应这样的生理活动，只有当其是短暂存在或是零星（急性）发生的时候才算正常，如果这个开关总是"打开"，常在整个生理运作的大背景中（慢性的）横行肆虐的话，那就是有问题的。

最新研究结果表明，"每天以高强度行走 15000 步"的运动量最能维持身心健康和提高整体寿命。这大概相当于每天快走 2 个小时——对于忙碌的现代人来说，这个量有点儿太过了。但幸运的是，只要强度足够，哪怕运动时间稍短一点，对身心健康也有明显的好处。例如，一项为期 8 年的研究表明：每天进行 25 分钟中等到剧烈强度的运动可以降低 25% 的死亡风险，但多运动一些效果会更好。那些每天运动 100 分钟的人，比整天躺在沙发上看电视的人的死亡风险要低80%。

最近，澳大利亚针对15万名成年人展开了一项调查研究，结果表明：每天进行大约1小时的剧烈运动可以抵消工作期间久坐（就像我们很多人总是坐在办公桌前或是电脑前那样）给健康带来的有害影响。许多运动科学家，包括我自己，都开始认同"久坐是像吸烟一样的新型杀手"。我们了解到，就算你是经常锻炼的人，久坐也会对你的身心健康产生不利的影响。一个人每天坐着的时间越长，他患心脏病、糖尿病和癌症的风险就越高。能少坐当然好，但我们也可以做些小小的调整，来提高久坐的质量。

想想每天狩猎采集的哈扎族人。他们以"坐不住"而闻名，但就连他们每天也得坐上9个小时！重要的是，他们不是像我们那么坐着的——哈扎族人不会瘫在沙发或是办公椅上——而是会用不同的姿势蹲着或者坐在地上。我们使用活动监测仪对他们的行为进行研究，结果表明：即便是在坐着的时候，哈扎族人的肌肉活动水平也很高，因为他们从不会长时间保持同一个静止的姿势。你可以用自己的方式来模仿他们的行为，比如经常站起来或是变换姿势（比如，每小时至少从办公椅上站起来一次），用更高的凳子倚着坐，或者坐那种能跪着的椅子，再不然坐在瑜伽球上，甚至是使用可以站立办公的办公桌。采用这些方法中的任意一种——或者像我一样，在一天当中间歇性地使用以上所有的方法——都会给身心健康带来有意义的影响。

整体看来，针对体育活动量展开的研究大致可以说明：对人体威胁最大的就是"根本不运动"，任何超过这个剂量的运动（在一定程度上）都对人体有益。对大部分人来说，每天进行30分钟提高心率的运动（对某些呼吸急促的人来说已经足够了）可使死亡率减半，也能令我们感觉更好，这就是人们乐此不疲总想一动再动的原因。

运动可以调节情绪

历经几个世代的时间，人类的大脑已经进化到了这样的程度：它能对人体的规律性体育运动发出奖赏，比如通过释放内啡肽的方式来止痛，或是通过释放内源性大麻素的方式来提升情绪水平。然而，研究也表明，你不用非得变成一个健身狂人才能从运动中获得心理上的好处。我喜欢把经常运动的人称为"主动家"而不是"运动者"，这样可以消除将运动与苦差挂钩所导致的负面色彩。全球范围内的研究都表明，积极锻炼身体的人比久坐不动的人更快乐，他们的生活满意度也更高。有趣的是，这些衡量整体幸福感和更高生活质量的指标与"身材"本身没多大关系，它们更多与日常身体活动的方式有关。不管是什么类型或者强度（散步、跑步、骑自行车、举重、瑜伽、有组织的体育运动，无论哪种方式）的活动，只要是愿意积极活动的"主动家"，就不太可能遭受抑郁、焦虑或是孤独的折磨（哪怕他们是单独去运动的）。主动的人往往也更加常怀感恩之心，有更强的目标感，更倾向于相信希望与爱，尤其是在压力大的时候。主动的人往往比不主动的人更"快乐"，但这是为什么呢？

体育运动之所以能给人带来良好的感觉，原因是多方面的。一部分是因为内啡肽和内源性大麻素等神经递质的增加——这可能就是体育运动比处方药更能缓解抑郁和焦虑的原因之一。第二个原因是，肌肉本身可以吞噬皮质醇等应激激素，并且分泌催产素等其他激素（通常被称为"拥抱"激素或者"联系"激素），从而使我们能与他人展开互动和联系。还有一个原因是，运动会降低人体内炎症的水平，改善微生物组的多样性，增强肠道活动性，并在实际上刺激大脑可塑性的实现（大脑的生长和重新连接不仅可以加强认知与记忆水平，还可以增加人对幸福和社会联系的感知能力以及抗压力）。倘若有一种处方药，哪怕效力只占上述功能中的一小部分，它也会成为有史以来最畅销的药物。

进化生物学家将身体运动描述为整个人类体验的基本要素，它也是人类真正意义的核心。不然为什么我们的生理机能进化出这么多种方式来"奖赏"人的主动活动呢？运动得越多，感觉就越好，思维就越清晰，人与人之间的连接就会变得更紧密、更有希望，我们就会以健康的状态延年益寿。这听起来不就是一种积极循环吗！这种循环反过来也成立。大量研究表明，人们在身体更活跃的日子里明显更快乐，但他们在不活动的时期也会产生更高水平的压力、疲劳、焦虑和抑郁症状。

运动就像药物一样

所以，你"做"这件事，就会感觉更好；"不做"这件事，就会明显感觉自己"垮了"。这听起来有点儿像成瘾药物，对吧？我们现在说的可不是咖啡因、尼古丁和酒精，也不是可卡因、海洛因或是鸦片等真的会让人上瘾的药物——我们说的就是运动。之前提到过，人体微生物组是一个天然的"内部药房"，当我们需要获取快乐、动力、专注和放松的感觉时，它们就会按需分泌神经递质。同样的，头脑、心脑，甚至是肌肉也可以按需生产内部神经化学物质和信号分子。

你可能听说过"跑步会产生快感"，这是一种伴随着高强度运动而产生的兴奋感。你可能也听说过，之所以会出现这种感觉，是因为人体在运动过程中产生了一种叫作内啡肽的化合物。运动当然会产生内啡肽，尤其是在剧烈或者高强度的运动当中，但最近的研究表明，内啡肽的作用更多是抑制痛觉，而不是提升情绪。负责在身体运动之后产生良好感觉的是另一种神经化学物质，也就是内源性大麻素。研究表明，当持续运动且强度适中的时候，人体内分泌出的内啡肽和内源性大麻素最多——这个强度大概和我们在疯玩一阵子以后再慢跑1小时左右相同。内啡肽会减轻疼痛感，向肌肉发送"不要停"的信号，而内源性大麻素则会提升情绪水平，向大脑发送"继续走"的信号。这些微妙至极又互不相同的信号相互结合，让我们可以朝着目标坚持不懈地前进——这真是太棒了！

我们知道，即便是非常轻度的活动，比如散步，也是可以帮助提升感觉的，但这些效果并不是由内啡肽和内源性大麻素带来的。比方说，遛狗可以刺激血液流向你身体的各个部位，包括头脑和心脑；它还可以让你接触自然，沐浴阳光；还能帮你温和地刺激肠–脑的活动。所有这些都可以帮助我们平衡包含血清素在内的神经递质分泌水平，并提升人的整体感觉。要产生内啡肽和内源性大麻素，可能我们得更用功一点，你得连做20~30分钟适度的运动，持续提升心率和呼吸水平才行。这些活动所产生的化合物之间综合作用，并带来一种普遍意义上的满足感，这种满足感可以帮助我们减少焦虑、减轻压力，并且激发乐观情绪。事实上，通过对（负面）体验的观察可以看出，一旦这些内源性大麻素信号被阻断，我们内心的抑郁、焦虑和自杀念头就会疯狂飙升。2006年，减肥药利莫那班因其可通过抑制内源性大麻素受体进而抑制食欲的药物机理而在欧洲获批，但到了2009年它就退出了市场，并且从此再未获准进入过美国市场，因为它会导致包括自杀在内的极端心理障碍。

内源性大麻素受体遍及全身，但它在肠–心–脑轴上尤为集中。在大脑中，尤其是在杏仁核（恐惧中心）和前额叶皮层（创造力中心），内源性大麻素可以帮助我们变得平静。在心脑中，内源性大麻素可以帮助缓和人体的电节律，刺激催产素的合成，而这两者都有助于促进社会连接。肠脑中的内源性大麻素受体特别丰富，尤其是在与免疫警戒相关的区域，比如淋巴集结和淋巴组织上（这也是"轴"的重要部分）。这就是内源性大麻素方程的另一个部分，一边要"激活"细胞受体，产生内源性大麻素；另一边，受体本身也需要"接收"这些信号。这些用于"激活"的信号来自内源性大麻素化合物，因此，我们可以通过运动或是补充植物版本的大麻素（香草、辣椒等所含的植物大麻素）来刺激身体发出更多信号，当然，它们还是需要被受体所接收。我们也可以通过体育运动和另一类植物营养素多酚（浆果、苹果、葡萄、柑橘和许多其他食物中都有）来增加受体的数量和灵敏度。体育运动属于一种组合拳，它既可以传递内源性大麻素信号，又可以在受体端上增加身体细胞对这些信号的反应。这也是为什么刚开始运动的时候人会觉得困难，但是运动得越多，你就会越来越享受，最终它会成为你每天都"必须"做的事情（像我一样）。

诚然，内源性大麻素会在许多领域发挥直接影响，以此改善心理健康，但它们似乎也会产生一连串的间接影响，并且改善人的动机水平（头脑中的多巴胺）、社会联系（心脑里的催产素）和放松水平（肠脑里的伽马氨基丁酸）。这种情绪信号分子间的组合不仅能使我们感觉更好，它们也是人能产生信任感、归属感和连接感的原因。这就是为什么在同一个团队中展开竞争的运动员、在同一战壕中战斗的士兵，甚至是共同努力奋斗的夫妻之间都会发展出更强的社会连接的原因。

人体内还有另一种天然信号分子，叫作肌细胞因子。它们和前几章中提到过的细胞因子非常类似，细胞因子参与细胞间的信号传递和免疫系统调节，而肌细胞因子来自肌肉。人在运动的时候，身体里的肌肉会分泌出一系列的肌细胞因子，它们向身体的其他部分发出信号，继而调节新陈代谢、燃烧脂肪、控制炎症，为免疫系统打气，以平衡压力及情绪水平。

特别是一种叫作鸢尾素的肌细胞因子——它以希腊信使女神"鸢尾花"的名字命名——它是一种主信号分子，许多研究人员将它称为"运动激素"，因为它可以传递出诸多有关运动益处的信号，尤其是有关减脂（脂肪组织的"褐变"）、抗衰（端粒变短）以及心理健康（刺激神经发生）的信号。还有一种叫作PGC（过氧化物酶体增殖物激活受体－γ辅酶1－α的简称）的肌肉衍生蛋白，我们将其称为"希望分子"，因为它能直接影响情绪、抗压力以及心理健康。研究证明：鸢尾花素与PGC综合作用可以促进机体减脂增肌，优化脂肪和葡萄糖的代谢水平，并刺激大脑海马区（与认知及记忆有关）的神经元生长。

全球范围内的临床研究一再表明：运动不仅能够改善情绪，它在缓解抑郁和焦虑症状方面也比处方药有效得多。相比于药物，运动无论是在初期阶段（使患者从抑郁变得不抑郁）还是长期效果（使人的抑郁和焦虑症状不再复发）上都有卓越的情绪促进作用。要产生认知及情绪上的好处，所需要的运动"量"是很小的，研究证明，平均每周做3次中等强度的运动，持续9周，就能产生与药物或心理治疗相当的抗抑郁效果。请记住，这个建议考虑的是对抑郁患者能够起效的"治疗"的量，但是，即便是更少一些的运动量——基本上任何运动量——都可以增强整个肠－心－脑轴的肌细胞因子信号传递水平。

比简单地在健身房"举铁"更好的是在户外锻炼，如果能在公园或是其他自然环境里锻炼的话就再好不过了。研究证明，当我们待在户外的时候，即便只是散散步，也可以带来情绪状态、能量水平、注意力以及整体幸福感的显著提升。这种对心理健康和自然之间关系的探索甚至催生了心理学研究当中的一整个分支话题，也就是自然、绿色空间以及不断增加的近水、近海岸线的"蓝色空间"对情绪具有的促进作用。在大自然中锻炼就像是给身体罩上了一个额外的冥想层，它真正将身心关联的话题带入了心理健康的语境之中。

当身处户外——无论是跑步、散步、做园艺还是其他事情——我们也有机会与外界的细菌直接接触，这些细菌就像是肠道微生物组的亲戚一样，它们也有助于促进和加强肠－心－脑轴之间的联系，尤其是能帮助我们调节免疫系统，进而更好地管理情绪。一些研究人员认为，流行性抑郁和焦虑症状之所以会急剧增加，主要就是因为人类日益与自然界脱节，进而也失去了和这些天然细菌之间的关联。

在某些情况下（包括我自己的许多个人体验），户外运动可以诱发一种类似于心灵体验的感受，它会让我们产生惊奇、敬畏和意识扩展的感觉。这是因为内啡肽、内源性大麻素、神经递质、激素、电信号以及血流就像一杯特调鸡尾酒一样交错混杂，除了运动，没有任何方式能将它们以这种形式组织到一起。"在自然界中运动"所产生的欣快感与一种天然植物衍生化合物所引发的感觉非常类似，这类化合物在世界各地的传统医学体系中已被使用了几个世纪之久。这种天然植物衍生化合物和在自然界里运动所产生的鸡尾酒式化合物最大的独特之处就在于——它们会使人产生"和谐统一"的感觉——那是一种与自然、他人、比自己更为宏大的东西之间产生连接的深刻感受。

在这一点上，我希望借由本书使大家明白：一个人能否实现自己的最佳心理健康状态，在很大程度上依赖于他是否能向大脑发送正确的信号。有些信号是能在大脑里直接生成的，但是大部分信号来自别处，包括人体的微生物组（肠脑）、电磁节奏（心脑）、免疫和炎症细胞因子（轴）、食物中的营养物质（饮食）、肌细胞因子以及由其他运动所引起的分子（运动）。当这些信号微弱、低效或是不一致的时候，人不仅会感觉糟糕，复原力也会受到影响，就相当于我们已经没了希望。但是，假使我们的信号传输系统强大、稳健、可靠，人就有能力克服障碍，以能量充沛、专注力强和活力满满的姿态"闪亮登场"（甚至是在压力状态下）。所有这一切无疑都会为每个人带来好处，在这种情况下，我们的感觉和表现都应处在最佳状态。

或许最好的结果就是能产生连锁反应——我们自己的心理健康水平提升，这种状态感染到周围的人，使得我们能与朋友、家人、同事及社群之间产生关联，并与之协作、相互支持。

第七章

压力与睡眠

压力与睡眠——硬币的两面

研究表明，减少压力有助于改善睡眠——正如睡得好也有助于控制压力，减少皮质醇等压力激素的分泌一样。这些都很好，但我也知道，让你在疯狂的实际生活里真正去控制压力比说起来要困难得多。然而，你还是可以用简单（但不是每个人都很容易做到）的技巧来改变心态，调节情绪，进而管理压力并且提高复原力。

许多人都和你一样处于高水平的慢性压力状态下。全国性调查持续显示，美国人就医的首要原因就是压力问题，而医学调查也清楚地表明：男性通常会报告说有下背部疼痛或者感到疲劳（压力的身体表现），而女性则倾向于报告纤维肌痛或是抑郁症（压力的心理表现）。这并非巧合，而且这是一种直接证据，它说明了过大的压力会使人们遭受身心的双重打击，并最终导致心理失衡，感到倦怠。

在本章中，我们将重点讨论压力与睡眠之间的密切关联，了解睡眠不足为何会成为影响身心压力的本质因素，以及为什么通过自然途径改善压力、复原力及睡眠质量，要比常规的合成药物更为安全有效，而后者的功效无非只是给抑郁蒙上神秘的面纱，然后在夜深人静的时候让人沉沉睡去而已。

通常，当我要在研讨会上公开发言，讨论有关压力的问题时，我喜欢在开头举起一杯水，让观众猜猜它有多重。人们一般会猜大概在 220 克到 440 克之间。但我想要表达的是，水杯会对我的手臂造成一种"压力"，比起这份"压力"的重量（也就是水杯的重量），更重要的是我要举着这份"压力"的时间。假如我只是端着水杯一两分钟，那这压根儿算不上什么压力；但是假如举 1 个小时、1 天或者 1 周，那我可就有麻烦了。我们在接触其他压力源的时候也是差不多的方式，比方说交通、账单、对家庭的承诺，以及在日复一日的生活中所遭遇的数以百万计的其他微小压力。长此以往，除非能积极地管理这些压力，否则你早晚都会崩溃的。每个人——无论你觉得自己有多坚强，有多厉害，对抗压力的姿态有多努力——在压力面前，人人都有自己的临界点。通过对压力进行管理以及获得充足的睡眠，再结合其他包括营养、运动和饮食补充在内的技术，你可以不断地调整自己的压力负荷，并将"临界点"压制在可控范围之内，使自己不至身陷绝境。

好吧，回到水杯的问题上来。假设有人要求我连续一周都端着水杯，你可能会说这不可能。并非如此。如果管理压力的方法足够聪明的话，说不定我能搞定。也许我可以短暂地休息一会儿，比如每到一个小时就把杯子放下来歇几分钟。也许我可以请同事、朋友或者家人来帮忙拿杯子，减轻我的个人负担。又或者我可以把杯子留在公司，不用担心这个"累赘"到了晚上还会跟着我回家。所有这些策略（包括其他的几十种策略）都是有关管理我的"压力应对"的策略——哪怕这种应对只持续了几分钟的时间。想一想你自己的压力源，再想想你有什么办法能让自己远离或者卸下这些压力源，即便这种隔离只是暂时的，你也可以让自己休息一下，并且找机会恢复过来。

美国家庭与工作协会近期的一项研究发现：1/3 的美国劳动者都体验到了长期的职业倦怠，这都是技术惹的祸（主要是因为手机和电子邮件的问世使得人们不受工作地点与时间的限制）。这种情况在新冠肺炎流行起来以后愈演愈烈，因为在此期间，许多人不得不在家工作和上学，这使得数百万人进入了一种"永远在线和永远准备去工作"的状态（这里假设你不属于数百万失业人口之一，那是另一个层面的经济压力，我们会在后面谈到）。太惨了，"忙碌"已经成为一种身份的象征，因为科学研究已经说得很清楚了：太过忙碌以及总是处于"开机"状态是不利于长期的身心健康的。不要误解我的意思——努力工作非常重要，而且很有价值。但是工作时间太长则会导致倦怠，还会使创造力和效率下降。所以我们常在字面意义上所说的"工作至死"其实并不算是一种夸张。

从对动物和人类的研究中可以得知，至少有 3 个因素会使人体在对特定压力做出反应的时候产生巨大差异：

1. 该压力是否存在出口；

2. 压力源是否可被预测；

3. 人类或是动物是否认为自己可以控制这种压力源。

这三个因素——出口、可预测性以及控制——是我们在压力研究中一再提到的三个调节因素。比方说，如果你把一只老鼠关在笼子里，对它实施连续的低压电击，老鼠就会出现代谢失衡，比如应激激素分泌过旺、血糖升高以及炎症标志物指标升高，进而引发一系列身体问题，包括溃疡和肠漏等肠道问题，高血压等心脏问题，还有抑郁和焦虑等心理问题。但是如果你另取一只老鼠，对它实施同样的电击，但同时也给它一个宣泄压力的渠道——比如给点东西让它咀嚼，或者给它一个轮子在上面疯跑，那它就能够维持体内的生化平衡，保持身心健康。人在压力状态下也是如此。虽然人类最多只能咬咬铅笔，但是我们可以去跑步，冲着墙大声尖叫，或者做点儿其他事情，来缓冲这些压力。

现在来看看压力的三大调节器当中的第二个：可预测性。假设有人在半夜叫醒你，把你带到一架飞机上，然后让你从3000多米的高空跳伞下来。压力山大，对不对？在这种情况下，你的心率和血压一定会上升，血液里的葡萄糖和脂肪酸水平也会产生变化，压力激素分泌水平更是会大幅飙升。但是如果在接下来的几个月里，你不得不每隔一晚就做一次这样的事情，你觉得会发生什么呢？你不但不会再因此而紧张，还会习惯这种安排，因为你的压力反应没那么明显了。实际上，美国特种部队已经对这种情况做过研究，当时他们的队员要去跳伞学校受训，继而成为合格的伞兵。刚开始训练的时候，士兵们每次跳伞都要忍受因为压力激素水平的激增而产生的不适感觉。但是到课程结束的时候，这种压力反应就几乎消失了。让压力源变得更可预测（你知道压力即将到来，并且已经为之做好了准备），可以使每个士兵都更好地控制自己的压力反应。在"预知压力即将到来"的情境下所产生的担忧不同于那种"为了未来不可知的潜在压力而忧心忡忡"（比如担心失业）时所萌生的焦虑，因为前者是你经历过的某种特定压力（而且你能适应），它是更可预测的；而后者是未知并且不确定的，它不可预测。而不确定性是人类产生压力的主要驱动因素之一。

最后，要理解为什么有些人对压力源的反应会大到使新陈代谢都受到了巨大破坏，而另一些人在应对同样的压力源时却轻松得像打了个哈欠，就必须要了解"控制"的概念。针对老鼠的研究已经证明了这一概念：我们训练老鼠，只要按下杠杆，就可以免遭电击。所以，每当老鼠被电击的时候，它都会按下杠杆，这样，下一次电击的时间就会被推迟几分钟。当老鼠能在一定程度上控制自己的处境时，它们因为压力而生病（比如溃疡和感染）的概率也会更低。我们可以用在高压状态下的职场人来做一些有趣的对比：比如，当企业面临裁员的时候，对许多劳动者而言，这是一种不稳定性高、可控性低的状况（所以这算一个高压状况），而对其他人而言，比如那些所在部门没有裁员计划，或者有后备计划（比如有兼职）的人，他们的压力就要小得多，健康问题也会少得多。

请记住，"可预测性"和"控制"的概念并不是要求你对自己生活的方方面面都做高度控制，也不是要求你能看到未来并且预测出每一种可能出现的情况，因为这么做本身就会增加你的压力，并且导致愤怒（当你没法控制一切的时候）和焦虑（当你没法预测一切的时候）的情绪。相反，管理压力通常意味着我们得尽力控制住能控制的事情，然后接受那些不太能（或者根本不能）控制的事情。我们会在下一章进一步讨论"顺其自然"这一概念。

如何管理压力

无论你是觉得自己处在职业倦怠的边缘，还是只是对典型的"21世纪中的一天"感到有点疲惫，你最烦听到的话可能都是有人跟你说"别那么大压力"。跟你一样，没什么事会比有人告诉我"别有压力"更让我有压力了（即便他们的观点百分百正确）。幸运的是，我们有许多有研究支持的、行之有效的压力管理策略。最重要的是，大部分时候，你并不需要对自己的生活方式做大幅调整就可以实施这些策略。以下是我多年来和客户以及读者分享的一些我最喜欢的方法，我诚邀大家用它们来管理自己的日常生活，以维持和改善我们的心理健康状况。

管理电子设备，减少它们对你的干扰

电脑和手机发出的哔哔、嗡嗡或其他声音都会让你感到烦躁并且压力倍增。与其每次被电子设备干扰的时候都像一只训练有素的黑猩猩一样自动做出反应，还不如管理好这些设备，只让它们在规定时间发出提醒。比方说，大部分电子邮件程序的默认设置是每 5 分钟检查一次新信息——这意味着在一个 8 小时的工作日里，你可能会被新信息的提示音打断 96 次！倘若每隔 5 分钟就会被打断，还怎么指望自己能完成工作。在这种情况下，是没法真正创造性地展开工作的——你得不出什么能够解决问题的突破性想法，也没法进入"深度工作"的状态，更别谈开创什么有意义的价值了。考虑一下，将电脑和手机上的电子邮件程序设置成只在你需要的时候才去下载，不要让它自动推送给你，而且要在每天的后半段时间关闭掉该程序，这样你就可以在最清醒的晨间时段集中完成重要工作。

但凡有可能，就把手机放下

今天的人或许很难想象了，但就在不远的数年前，人类就算没有手机也能过得很好。在可能的时候，试着把手机抛在身后，让自己休息一下。我之所以提出这个建议是因为如果你拿着手机——就算你告诉自己不会看——你的部分意识也仍然在等待着它发出蜂鸣或者响起你最喜欢的铃声。让大脑的那一部分放松下来，在短时间内忘掉手机。就我自己而言，当带着手机跑步的时候（就像我在旅行和在不熟的地方时可能会做的那样），我的思想并不像我不带手机沿着小道跑步的时候那么开放和有创造力。

读读闲书

找一本没什么社会价值的书或杂志——然后尽情享受这个阅读过程。如果这种颓废的题材与你的品位不符，那就找一本"对你有好处"，而且能教你点儿东西的书（比如本书），再配上一本简单无脑能够让你沉浸其中的

"垃圾"读物，然后交替阅读。为什么要这么做呢？因为这可以让你的头脑短暂"逃离"并获得充电的机会，这样它再"回来"的时候就会更强大、更有创造力，也有更好的抗压力。在一次跨国飞行中，我坐在一位女士旁边，当时她正在读一本遗传学研究杂志，而我正在读一本自行车运动杂志。作为一个科学家同行，我评论了她手里的那本读物，她笑了，因为在那本杂志下面，还有一本你能在杂货店收银台看到的那种名人八卦小报。她解释说，她等不及要看完这本遗传学杂志，这样就能赶上最新的"小道消息"了。这真是太搞笑了！后来我才知道，我俩都是要去波士顿参加同一个研究会议，我们也都了解"逃离"到"垃圾"读物和杂志中待上那么几分钟有多重要。

每天都小小地休个假

要在工作日的时候给自己减负，最好的方式就是复辟午餐文化。好好吃午餐吧！现在有太多人不吃午餐（这对新陈代谢和心理健康都没好处）或是选择在办公桌前狼吞虎咽着对付掉一顿午餐（这可能更糟）。我们要反其道而行之，利用这一个小时来享受健康美味，并且放松大脑。比这更棒的，是去利用这一个小时和朋友或者同事相处。在这一天的后半段，你会发现自己赚了，因为你的产出更多，创造力和效率也变高了，这效果比你不吃午饭，加班加点还要好。请确保你每隔一两个小时就从办公桌前站起来，迅速地做做拉伸或者在办公室里来回走走。你会惊奇地发现，肌肉屈伸可以让你血流畅通，进而清除掉头脑里的一团乱麻。

每周休息一整天

不要工作，也不要有有关工作的想法或是担忧，就用这一天的休息日来放松、反思还有充电。读本书，散散步，沉浸在各种无所事事的行为之中。我保证，如果你把每个月的每个星期天（星期六也行，也可以是一周当中适合你的任意一天）都拿出来"虚度"，你会觉得自己的身心都焕发出了前所未有的活力。充分的休息，也会让你收获满满。

好好娱乐，然后再去创造

允许自己放松下来并不代表你就是个懒人，这只是说明你比那些疲于奔命、埋头苦干的机器人领先了一步。作为一名长期服务优秀运动员和其他高成就者的营养顾问，我可以非常确定地告诉你：知道什么时候该"紧"，什么时候该"松"，是奥运冠军和超级成功的企业家能够区别于那些虽然参与了竞争却不能获得最高成就的人的最大特征。虽然我知道你的生活可能大部分时间都"太忙"，但是，抽点时间来放松或者减压，将会使你以更好的能量和创造力水平重返赛场。

做按摩或者洗澡

我明白——按摩这个法子听起来有点儿像在胡闹，洗热水澡也不像是能帮多大忙的办法，但请听我说，澳大利亚的研究人员针对一组高压力状态下的护士做了研究，结果表明，像是每周进行 15 分钟的背部按摩这样简单的事情，就能降低他们的压力激素（皮质醇）水平，进而缓解整体焦虑症状。另一项在迈阿密大学米勒医学院进行的按摩研究显示，在进行按摩治疗后，被试的皮质醇水平显著下降了 31%，同时，他们体内会给人带来好感觉的神经递质，也就是血清素的水平也上涨了 28%（这两种变化都能带来心理素质的明显改善）。日本大阪的科学家也做过类似的研究：在泡过传统的日式热水浴进行放松之后，处于高压之中的男性皮质醇水平明显下降。其中压力最大的那部分男性，其皮质醇水平下降得也最明显。这些研究都证明，按摩和热水浴能够使人放松，它们也是保持人体生化平衡的有效途径。尽管有时候对时间的管理会让我抽不出空儿，而且我也会觉得应该用这时间做点儿"真正的"工作，但我还是会每隔一周就做一次小小的按摩，每周也会泡上几次半小时的热水澡（尤其是在滑雪之后），这让我感觉在身心双方面都获益满满。

想象练习

日本京都的研究人员报告，引导性的想象练习（想象解决问题的方法，进而得到放松并缓解压力）可以帮助人们降低皮质醇、葡萄糖以及焦虑水平，这种练习只需一次就能见效。在一系列的研究中，被试者试着想象令自己舒适的场景（比如你和你的老板进行深思熟虑的探讨），以此取代那些让自己不愉快的压力事件场景（比如你和老板吵了起来），这会使压力转移，也会让情绪状态更加平衡。加州大学洛杉矶分校的心理学研究人员还指出，处于压力之下的病人在执行"价值肯定任务"的时候——也就是当他们在心里默念自己的个人价值观，并做出价值排序的时候——是能阻断大脑的压力及焦虑反应的。

出去度个假

即便只是短暂的"逃离"，也能带来皮质醇、压力和焦虑水平的明显下降以及血清素、催产素、多巴胺还有整体活力（心理健康）的相应提高。一项研究表明，一次三天两夜的周末旅行可以降低皮质醇和整体炎症应激标志物的水平，还能带来免疫系统功能的提升——这说明，小小的度个假，对我们的身心健康都是有好处的。这个假期不必十分昂贵，也不用非得出国，只要它能让你从繁忙的日常生活中"抽离"出来，去看一些新鲜的、意料之外的东西即可。

报个瑜伽班

瑞典心理学家指出，在 4 周内参加 10 次瑜伽课程，会给人带来心理（精神健康）和生理（身体健康）双方面的好处，这对男性和女性都是如此。研究显示，参加过瑜伽课程的人压力、愤怒、疲惫程度都有下降，他们的皮质醇和血压水平也都有改善。

养只宠物

对有些人来说，要管理压力，得借助宠物的力量。弗吉尼亚联邦大学的科学家们发现，处在高压工作环境下的卫生保健专业人员仅在接受了短短 5 分钟的"狗狗疗法"之后，就显著地降低了自己的压力和焦虑水平。后续研究也证实了养狗对身心健康的益处，这也使得用狗治疗成为一种相当主流的干预措施，人们用它来应对癌症处置、术后恢复、治疗各种压力，也包括帮人从对毒品的戒断反应中恢复健康。作为一名"狗奴"，我也可以证明这些毛茸茸的小家伙们具有多强的治愈力，又是如何缓冲了我的压力并带领我走向平静（其实我也想说明，当揉着狗狗的小肚子时它们也从中得到了类似的好处，但它们没法配合我完成这些心理学调查）。

听听音乐

据一些研究称，在压力事件发生之后，相比于静静坐着，听些舒缓的音乐可以明显更快地降低人体的皮质醇和压力水平。许多研究都表明，欢快的音乐能够显著改善人的运动表现（不同研究都报告被试者的耐力及力量都因此而增长了 20% 以上），并减少疼痛感（与非处方和处方止痛药一样有效）。研究还证明，听些背景音乐（比如本地咖啡店的配乐）可以提高创造力和工作表现（与不声不响地工作相比）——因此，把音乐打开吧，这会给你的身体和心理都带来巨大的好处。

相信自己

还记得《勇敢的小火车头》的故事吗？嗯，正如这个经典故事中的小火车试图爬上山头时那样，当年轻的孩子们有样学样，也用"我想我能行"的方法来对待学校里的压力时，他们也会展现出明显的抗压能力。在瑞典研究人员的一项研究中，当学生们怀抱着"我能解决这个任务"的肯定性心理意向去处理压力事件，他们的压力反应是会减少的。对成年人来说也是如此，但是为了达到最佳效果，我们必须更细致、更谨慎一些，不能只是"琢磨那些快乐的想法"。可以将"正面肯定"当作一种战略性的工具来管理我们的心理健康状况。

要将正面肯定的态度贯彻到你的日常生活里，最有效的方法之一就是给你练习的每一个肯定语设定一个"触发点"，比如，当你醒来时，当你喝第一口咖啡时，当你刷牙时，当你洗澡时，当你坐下来吃东西时，当你去洗手间时，当你在队伍中等待或是停在交通灯前时，以及当你晚上睡觉的时候。这里有几个例子：

■起床

用一句正面肯定语来为这一天定下基调，比如"我今天既平静又安宁"或者"我浑身散发着平衡与耐心的气息"。专注于你今天要做的事，多做几次深呼吸，有意识地为这一天剩下的时间建立起一种自然作用的模式——我们可以用后面的步骤来强化这种模式。

■咖啡

别把在早上喝咖啡（也可以是茶，或者其他任何饮料）看成只是要用咖啡因来唤醒自己，也不要牛饮，要有意识地把注意力集中到饮料的属性上。去体会咖啡的香气、杯子的温度、口中的苦味、甜味或是奶油味（这取决于你喝咖啡的方式）。这样的体验只会花掉你几秒钟的时间，但却能使我们专注于生活中的简单乐趣，远离脑中的繁杂。你也可以在这个过程中表达自己的感恩之情，这也可以变成你的一种晚间睡前仪式，有关这点，我们会做更细致的讨论。

■刷牙

早上刷牙的时候，把清洁牙齿的过程也看作是在"清洁"自己的思想和念头。无论昨天发生过什么，都要清清爽爽无牵无挂地进入新一天。这种不对任何情境做预设的技巧，可以提醒我们对新的可能性及经历保持开放态度，不必抗拒，而是去接受这一天里可能发生的任何事情。这种开放性的态度可以提升学习能力，使我们能够看见事物之间的关联，从压力中解脱，并且打开思维，解决一些在压力状态下解决不了的问题。

■洗澡

刚才"刷过牙"，并且和往事一笔勾销了，现在可以更进一步，我们来主动洗刷掉某些特定的负面想法或是反应。比如，洗澡的时候，你可以把那些负面想法想象成是藏在身上的污垢——比如粘在皮肤上的尘土——然后想象温水和肥皂水把它们洗刷一空，接着它们就会顺着脏水流进下水道。这个技巧对遭遇失控事件的人尤为有效，比如在我们对他人对某件事情做出的反应无计可施的时候。人只能控制自己的行动和反应，而控制不了别人，我们也无须担忧，把它们冲走就好。

■吃饭

本书中所使用的"饮食"概念指的并不仅仅是吃了什么或者摄入了什么营养物质。它指的是我们"习惯性接触"的食物、思想、能量以及所有会进入肠道、心脏和大脑的信息形式。这就是为什么我喜欢利用进食的机会，来为食物中的实际营养成分与身心双方面所接收到的信息做一个结合——你可以利用这个机会来内化正能量。可以在餐前和餐后（希望你吃的更多是健康的沙拉，而不是汉堡包之类的快餐）都尝试快速地做点儿身体和精神上的准备，比如晃晃胳膊腿（身体准备），还有深呼吸几次（精神准备）。假如你看过奥运会的百米短跑比赛，你就会看到，短跑运动员在进入起跑区之前都会抖动手臂和腿部，然后在起跑区蹲下，在进入起跑位置之前，他们还要做几次呼吸的动作来清除杂念。这时候，运动员的身心都处于平衡状态，也已经蓄势待发，要去展现自己了。我们不用把吃饭和享用美食想象成是要像运动员一样去冲刺（专心吃饭即可），但是，做点儿"准备"有助于提升抗压能力，并引发一系列连锁反应，改善消化及营养吸收状况，继而提升心理健康水平。

■上厕所

对许多人来说，一天中上厕所的时间是他们为数不多的真正专属于自己的时间——不要浪费这些时间来刷手机！要好好利用这宝贵的几分钟去调整呼吸。僧侣、瑜伽大师、科学家还有医生几乎都认同呼吸训练具有使人平静和让人振奋的双向效果。但是你也不用搞得像正念冥想呼吸训练那么复杂或者结构化，只要简单地深吸气和深呼气就行了。

■等待

就算只是一点点的延迟或是不便都有可能让人震怒——哪怕我们不过等了仅仅几秒钟而已。但事实上，你还可以多想正面的想法、肯定他人的利益，并以此来消除在等候、排队或是等红灯的时候出现的烦躁情绪（这也会同时为你自己带来好处）。我们在下一章中概述了一种特定类型的冥想，也就是"慈心禅"（loving-kindness meditation）。在不得不等待的时候，你不必再拿出手机刷新闻或者发短信，而是可以采用"慈心禅"来营造一种良好的氛围感。简单的做法是：在杂货店排队付钱的时候，你期望收银员今天压力全无；堵车的时候，你期望前面的司机出入平安；投诉一项不良业务的时候，你期望客服代表在接电话时得到的更多是感谢而非抱怨。

这些都有助于我们加强与他人的心理联系，并且为自己带来神经及生化角度的平静。

■外出

每当你走出家门——哪怕只是从家里走到车上进行日常通勤，或者只是从车上走到办公室里开始工作——都请抬头看看天，想想你是何其有幸，能成为这个神奇、广袤、无限关联的宇宙的一部分。"保持敬畏"（我会在下一章详细介绍）是能减少焦虑和抑郁的最有效的途径之一，它同时也能提高复原力和心理健康水平。我们越能感叹宇宙之浩瀚无垠，越能体会自己与宇宙间的相互关联——哪怕每天只有片刻，就越能明白个人斗争与压力只是历史长河中的一粒细沙，进而从执念中跳脱出来。

■睡前感恩

研究证明，表达感恩，是平息焦虑念头、缓解抑郁情绪和刺激心理健康最有效的方法之一。虽然在任何时候表达感恩都是有用的，但是把这当作一种睡前仪式，效果似乎特别好。要在每晚固定进行感恩练习，诀窍就是要"从小处着手"，因为表达对小事的感激之情，可以把负面想法变得正面，也能把对问题的反思转变成一种快乐的情绪。所谓"小事"，可能包括：你感谢自己有床可睡、有顶蔽日；感谢自己的小狗安心地在地板上打鼾；感谢朋友发给你的有趣信息，或是你在网上刷到的萌猫视频；甚至可以是感谢这可怕的一天已经结束，而在下一个 8 小时工作日里你有机会"重新来过"。要去"培养"感恩的态度，这听起来有点儿虚伪——尤其是当你每天都要处理许多恼人事务的时候——但所有有关心理健康的研究都表明，这是最有效和最简单的方式，它能帮你减少焦虑、压力和抑郁，同时还能改善身心健康的诸多方面，包括提高睡眠质量。

睡眠不佳是一种特有的压力形式

要练习压力管理技术，最简单的一种方法就是：保证充足的睡眠！哪怕只是一两个晚上能睡好，也会对维持体内的生化平衡（压力激素、血糖、炎症）产生很大作用，要改善心理健康水平，这比任何其他干预措施都更有效。我绝不是在夸大其词——保证睡眠充足有助于控制压力反应，它还能帮你减肥、提高能量水平、改善情绪，当然还能增强你的复原力并且提高心理素质。

考虑到睡眠是促成心理健康的一个重要组成部分，所以我们会在本章剩下的内容里专门讨论这件事。在前几章里，我写到了饮食不善以及久坐的生活方式会对整个肠－心－脑轴的功能及结构带来"负担"。在本章中，我们会探讨通常被视为"压力"的那些东西如何给身心带来同样的影响。这些不同类型的压力源会以不同的方式影响心理健康。在某种程度上，大部分人知道，吃甜甜圈不如吃苹果来得健康，所以甜甜圈会给人体系统带来一定程度的压力。同理，在沙发上坐着不如散步来得健康，在任何特定情况下表现得紧张与烦躁都不如保持冷静和松弛来得健康。但是，大部分人并不了解睡眠不足也会使身心遭受重创。许多人觉得，就算睡不够，我也能挺过去，至少在一段时间内是这样，但这种想法是完全错误的。睡眠不足也许是在现代生活里最不受重视但却危害最大的一种压力源。而在与心理健康相关的所有生活方式因素中，睡眠是最重要也是可塑性最强的因素之一。每晚我们都需要"补充"足够的睡眠来恢复大脑、修复身体、巩固记忆并且测试情感场景（有关这部分内容将在后面介绍）。假如"缺了觉"——无论是在质上还是量上——人体就会在许多方面受到影响，小到感觉疲劳和脾气暴躁，大到增加如癌症、糖尿病和阿尔茨海默病的患病风险。

人之所以睡不够，而且意识不到这对健康的影响，原因有很多。一方面，现代世界的刺激源太多，阻断了我们好好睡觉的意图。另一方面，许多人不了解自己的睡眠模式（毕竟睡着的时候你是无意识的）。就像很少注意到心脏的规律跳动一样，通常情况下，你也意识不到身体在休息和睡眠时也有着自己的自然节奏。但夜复一夜，你的身体确实是在沿着一条熟悉的路径进入梦乡——呼吸变慢、肌肉放松、心率和血压下降，体温也开始降低。大脑释放"睡眠激素"，也就是褪黑素，你开始缓慢进入睡眠状态。脑电波从白天不安清醒状态下的快速 β 波逐渐转变成平静觉醒状态下的缓慢 α 波，这是一种"放松时的警觉状态"，在整个睡眠期中，人大部分时间都处在这个状态之下。最终，大脑活动曲线会变成更慢的 θ 波——它在睡眠的各个阶段中都占据着主导地位。

在一整晚的睡眠中，人通常要历经几个阶段。阶段 0 代表还没睡着的时候。阶段 1 和 2 是"浅睡眠"阶段（持续 10 到 15 分钟）。阶段 3 是"深睡眠"阶段（再持续 10 到 15 分钟）。最后，我们会在阶段 4 中进入睡眠的最深部分（持续约 30 分钟）。尽管阶段 4 只持续半小时，但它是整个睡眠周期中最为"著名"的部分，因为人会在这个阶段开始做梦并且出现快速眼动，通常这个时期被称为"快速眼动期"（REM）。要完成整个睡眠周期，也就是从早期的阶段 1 和阶段 2 一直到最后的快速眼动期，平均需要历时90 分钟。而且最要命的就是这个周期会在一整晚中不断重复，对有睡眠问题的人来说，这意味着只要睡眠中断，你就会更难入睡，能不能睡得着要看你醒来的时候处在这个周期中的哪个部分。

明亮的白天和黑暗的夜晚

24 小时的昼夜节律之所以会驱动人体产生变化，也许主要是因为白天时人要暴露在光线下，而到了夜晚则要与黑暗共处。但是，现代世界的明亮灯光、电视屏幕和智能手机常常轻易就打断了我们的自然苏醒／入睡模式。反过来说，我们可以在日间和夜间使用不同程度的光照来"打造"良好的睡眠。比方说，你可以在白天阳光明媚的时候出门，以促进日间血清素的产生；然后尝试在非常黑暗的卧室里入睡，以促进夜间褪黑素的分泌。白天接触明亮光线不仅能够改善当晚睡眠质量，而且还能改善日间情绪状态，甚至还能提升免疫功能并且加速伤口愈合（会产生这两种好处不仅是因为多接受光照可以促进维生素 D 的分泌）。当今的许多人都在暮色中度过了太长时间——白天接受的光照不够，晚上又没有及时关灯。光的强度（称为"照度"）是以勒克斯为单位来衡量的，它指的是可照射到物体表面的光线的量。针对阿米什人的研究表明，对农业社会和其他"离网"社会而言，当地人在夏季日间所接受的照度可达 4000 勒克斯左右（而普通白领的照度仅为 600 勒克斯），而他们在冬季日间所接受的照度会下降到 1500 勒克斯左右（而当代坐班族会下降到 200 勒克斯左右）。到了晚上，阿米什人家庭所接受的平均照度只有大约 10 勒克斯，而现代用电家庭的平均照度至少要高出 5 到 10 倍，约为 50 到 100 勒克斯。

以上内容不仅是要说明强光对睡眠不好，而黑暗对睡眠有好处。这两个极端之间的变化幅度对人体建立和保持健康的昼夜节律也至关重要。从白天到黑夜，我们需要经历非常显著的照度对比（其范围可从日间的 10000 勒克斯过渡到暮色降临的 1 勒克斯再到暗夜的 0.001 勒克斯）。眼睛感知到这些明／暗的波动，并将信息传送至大脑，进而影响人体的生物钟、睡眠模式、情绪、警觉性以及身心健康的方方面面。人眼含有一种被称为视网膜神经节细胞的感光细胞，这种细胞对光谱中的蓝光特别敏感，这包括明亮的日光，但也包括电视、电脑和智能手机所发出的屏幕光。视网膜神经节细胞将蓝光信号发送到大脑中控制警觉性的脑区（即视交叉上核，或 SCN），因此，即便只是在低强度的蓝光下待上一个小时，人也会变得像喝了两杯咖啡一样那么精神。这也是为什么在睡前看智能手机会阻碍我们安然入睡——因为蓝光会向大脑发送信号，告诉你现在是白天而不是晚上。研究表明，生活在光污染程度高的地区（比如城市）的人比生活在黑暗地带（比如乡村）的人入睡时间更晚，总睡眠时间更短，所报告的日间疲劳程度更高，睡眠质量及整体生活质量的得分也更低。

了解光照及黑暗如何影响日间情绪及夜间睡眠，有助于我们建立起自己的养生之道，并利用这些信息来改善自己的心理健康。例如，研究表明，如果白天的时候你能身处自然光下，比如坐在窗边工作或是在午餐时到户外散步，那么你在晚上可能会睡得更好（入睡更快、醒来的次数更少，睡得更沉），次日醒来的感觉也会更好（情绪、警觉性、能量水平和反应时长的指数更优）。现在这些发现已经被应用到了医院（加强治疗和恢复）和养老院（改善情绪和认知功能）里。

睡眠不足会损害三个"大脑"

如果你还不确信睡眠充足能给心理健康带来好处，请再考虑一下，很少有人能充分认识到这一点——睡眠是否充足是影响你将来是否会患阿尔茨海默病的最重要的因素之一。主流研究显示：就算只是一个晚上没睡好也会导致大脑内出现 β–淀粉样蛋白斑块的堆积，而这种变化与阿尔茨海默病患者脑内的受损形态十分类似。但是倘若你能一夜好眠，大脑中的"管家"，也就是淋巴系统是可以把这些斑块冲走的。

肠道微生物组似乎也存在某种昼夜节律，这些模式可能与我们所接触的明 / 暗周期及进食时间相关——比如你在什么时候吃的早餐，隔夜禁食了多久，有没有吃夜宵——这表明我们也可以利用肠脑的节律来引导头脑创造一个良性的睡眠模式。佛罗里达州研究人员近期的一项成果表明，微生物组的多样性与睡眠质量之间双向相关，这说明拥有一个复原力和多样化强的微生物组有助于保持良好睡眠，而高质量的睡眠也有助于维持微生物组的健康以及整个肠－脑轴的信号传递功能（包括免疫系统和炎症网络）。例如，更高质量的睡眠与拟杆菌门中微生物组菌种的增加相关，而拟杆菌门负责的就是分泌伽马氨基丁酸和5-羟色胺（改善情绪、促进放松、优化睡眠的一种神经递质）。较高的拟杆菌水平也与新陈代谢的改善及减肥相关，近期的几十项研究显示，良好的睡眠之所以能帮助减肥，其手段之一就是借助它对微生物组的调控。

由于睡眠问题已经演变成了一种流行病，所以数百万人都为此而寻医问药，到了晚上，他们要借助睡眠药物来让自己入眠。但是，这种方法不仅是在短期内作用有限，在长期内也极其危险。睡眠药物——尤其是安眠药和一般的苯二氮䓬类药物，比如安定——只能延长睡眠时间（与安慰剂相比，它们更能延长你的睡眠时长），却不能改善睡眠质量。事实上，这些药物还会使大脑更容易记住负面情绪，所以你在服药醒来以后可能会变得更易被激怒、更紧张、压力更大——简单说就是和你所预想的效果背道而驰。而且，由于睡眠药物无法使你养成自然的睡眠模式，长期服食它们也会提升罹患疾病的风险（比如阿尔茨海默病、糖尿病和某些癌症）。

美国食品和药品管理局要求所有制药及售药商在睡眠药物上做出严格、突出的安全警示（"黑框"警告），以此提请服食者注意可能出现的副作用，包括严重损伤或是死亡。对于市面上的所有主流睡眠药物来说【包括安必恩（唑吡坦）、路尼斯塔（右佐匹克隆）和索纳塔（扎来普隆）】，即便患者服食的只是最低剂量，相关机构也要标注这项警示。

你需要睡多久？

在睡眠研究实验室中（实验室中禁止闹钟、灯光及其他干扰）科学家们发现，要实现前面提到的睡眠阶段的周期性"循环"，人体所需要的自然睡眠时间（"生理上的理想值"）是 8 小时 15 分钟。这一结论已经问世好几十年了，相关调查研究也已经多次证实了"8 小时规则"的科学性。然而，根据美国疾病防控中心的数据，超过半数的美国人经常睡不到 7 个小时。

每晚睡够 8 小时，这个想法听起来很好——但是如果你做不到（或者不愿意），又会产生什么后果呢？你会给自己招来许多健康问题，首先是血糖水平会上升。睡眠研究人员已经证明，每晚只睡 4~6 小时会降低人的葡萄糖耐受力，并使人出现胰岛素抵抗的迹象。这意味着睡眠不足——即便只有几晚——会让一个人出现糖尿病前期的症状。胰岛素反应和血糖控制方面的变化也会增加相关炎症性疾病，比如心脏病的患病风险。睡不好还会让人容易发胖，因为睡眠会导致体内激素水平的变化。深睡眠时长较短的个体，其生长激素和瘦素的分泌也会减少。瘦素是一种激素，它在调节食欲、体重及新陈代谢方面起着重要作用。瘦素水平的降低会使人感到饿并产生对碳水化合物的渴望。

20 世纪 80 年代，学界开展了一系列著名的（也是残酷的）动物研究，研究人员表明，如果剥夺大鼠的睡眠，它们将从第 11 天起陆续死亡。到了第 32 天，所有被剥夺睡眠的大鼠都死亡了，即便这当中不存在明确的生物性死亡原因，但也极有可能是涉及大脑及免疫系统的身心机制齐齐崩溃所致。快进 40 年，我们知道人在睡觉的时候，大脑会冲刷这一天内积累的"毒素"来清洁人体，此时身体会分泌合成代谢激素来刺激组织及修复器官，免疫系统会在这时按下重启键来调节自己的警觉反应，以应对第二天可能会接触到的新刺激。

考虑到以上所有因素对健康的影响，我一直非常惊讶，竟然有那么多人觉得他们可以在睡眠不足的情况下"过关"。但是当他们感到能量不足、腹部脂肪堆积、产生持续成瘾现象、出现脑雾、性欲低下、抑郁，或者要应付一切与睡眠不足、过度紧张或者生化失衡相关的问题时，惊讶的就是他们了。觉得睡眠不足也能"过关"，就像认为一直吃油炸食物也能身体健康一样荒谬。

可悲的是，试图"补觉"也没什么用。近期研究表明，额外的睡眠补充不能逆转睡眠不足对代谢造成的损伤。例如，科罗拉多大学的研究人员表明，如果一个人在一周内每晚只睡 5 个小时，那他的身体会出现一系列的麻烦，包括胰岛素敏感性变化、血糖平衡紊乱、想在晚上吃零食以及腹部脂肪的囤积。他们还发现，在周末大睡特睡（想睡多久就睡多久）不但没法帮人恢复正常的新陈代谢，而且相比于每晚睡 8 到 9 个小时的"正常睡眠"组而言，睡眠不足的被试者新陈代谢水平更低，也更热衷于吃零食。长期来讲，睡眠不足会给行为带来的影响几乎一定会破坏你的生化平衡，并让你的心理素质变得极其低下。

为了让你明白睡眠不足会对生化平衡及心理健康产生多大的危害，请看看以下研究结果：一个平均每晚只睡 6 小时的 50 岁成年人在晚间的皮质醇水平会比一个平均每晚能睡 8 小时的 30 岁成年人高出 12 倍！

睡眠质量不高或是时长不够不仅会破坏人体激素水平的平衡，还会影响我们在次日晚间入睡的能力（因为皮质醇水平依然居高不下），并且缩短头脑在最安稳的深睡眠阶段中停留的时间。睡不好的时候，人体就会启动恶性循环：体内的压力反应会过度活跃，整个肠 – 心 – 脑轴的信号传输功能也会发生微妙变化，这些都会使你的心理健康水平下降，并让你越来越容易感到倦怠。

尽管诸多研究都证实了睡眠不足会对人体造成损害，也尽管你现在已经明白了睡眠对心理健康及肠－心－脑轴的表现至关重要，你可能还是会觉得"我每晚能睡个 6、7 个小时已经很不错了"。我知道我能睡到这个量，但我也知道这仍然不足以维持我的心理健康。此外，我还知道，要让我在晚上睡得安稳，最好的方法就是过了中午就别再喝含咖啡因的饮料（然而我坐在这里写这篇文章时，笔记本旁边就有一杯咖啡）、别把工作带回家（然而我现在正在家中写作）、不要收看深夜的电视节目（然而所有的点播服务都竭诚帮助我为追剧彻夜不眠），我就这么被三振出局了。之所以告诉你这些个人细节，是希望你能看到，要维持和改善我们的心理健康水平，就不要执着于"要么全做，要么不做"的价值观。没人能做到极致，包括我在内！有时你压力山大，有时你压力不多；有时你睡眠充足，但对许多人而言，这不常有；有时你能去锻炼身体、好好吃饭、放松身心，但有时你又忙得只能吃点快餐，看起来就像个工作狂人。此处的重点并不是要求你为了实现更佳的心理健康状态而去做到"完美"，相反，最好的方法是尽可能坚持应用本书所列举出的种种原则，来让你能为自己的心理健康多做一些事情。

因此，请将下列有关建立更好睡眠习惯的建议看作一份"自助餐"，但不要把它当成一个待办事项清单——可以从中选择对你而言最好的东西，但不必照单全收。这些建议中有许多对我个人是有效的，所以我尽己所能把它们都列举出来与大家分享。

建立更好的睡眠节律

定期锻炼

运动能帮助减少炎症、降低压力激素和血糖水平，并从朴素的角度提升人体的感觉，因为运动后所产生的愉快疲劳感可以帮助我们在夜晚一头栽到床上沉沉入睡。

别在睡前运动

虽然刚刚说过，运动很好，但是，在临睡前运动，会提升一个人的警觉水平，而这会影响你入睡。

睡前放松

在睡前花时间做些与电子设备无关的事情来放松身心，比如阅读。包括电脑、视频游戏及电视在内的电子产品都会提高人体的警觉水平，刺激大脑进入清醒状态，使人难以入睡。

保持卧室的舒适

身处凉爽舒适的房间，你的体温会缓慢下降，这会使你感到困倦，而待在尽量少受光线干扰的黑暗房间中则会让你睡得更踏实。所以尽可能保持房间的黑暗与凉爽（6~17度之间），你可以打开风扇，这不仅能降低室温，还能制造白噪音。白噪音指的是一种稳定的噪声，在人体能听到的频率范围内，它由低到高、均匀传出。如果你在晚间入睡，被噪音吵醒了，那么吵醒你的并不是噪音本身，而是大脑捕捉到了突然发生的变化或者不一致，然后被惊醒了。而白噪音就不存在这样的干扰，它会让你更易入睡、更少在半夜醒来，因为你感觉不到声音的变化。我在家的时候会使用风扇，而旅行的时候会使用手机上的白噪音应用程序（海洋和暴雨声）。

不要强迫入睡

如果你想睡却睡不着，那就起来做点儿轻松的事情，比如阅读，直到你觉得累了，可以睡了为止。试图"强迫"自己入睡会给你带来压力，这种压力一定会让你在更长时间内保持清醒，就算最终你总算昏昏欲睡了，它也会干扰你，让你睡不安稳。

光线变化

之前讲过白天要接触明亮的日光，晚上睡觉的时候要尽可能避光，这很重要，现在所有人都应该将这个理论应用到自己的实际生活中了。白天亮，晚上暗，能提升心理健康状态。你应该在白天做点儿运动（运动时间至少要在入睡前 4~6 小时），最好是在明亮的日光下做运动。要想晚上睡得好，中午过后就要尽量少摄入咖啡因（因为对大多数人来说，咖啡因对神经的刺激作用都会延续 5~6 个小时），在关灯前至少 1 小时不要再看电脑、电视和智能手机屏幕，因为它们发出的蓝光会干扰睡眠。

放松程序

建立一个夜间"放松"程序非常重要，这一点怎么强调都不为过。每一种"建立好的睡眠节律"的方法本身都会起效，但是如果能把它们联系起来，整合成一种模式，让你能够更常参与其中，也会更有助于向你的大脑发出"我们准备睡了"的信号。你会发现，入睡、持续入睡以及获得高质量的睡眠最终会成为一种惯例，而非偶尔为之。

以下是我个人的放松程序，我几乎每晚都会这么做。请自行取用作为指导：

◆ 晚上 9 点，放松一下并且吃点儿东西。

• 通常这会儿我会看看早些时候的本地新闻，然后刷一集深夜档的喜剧节目。在入睡之前给到大脑 30~60 分钟的休息时间，然后再"断开连接"，这比处理完最后几封邮件然后试图立即入睡的效果要好得多。

• 好的睡眠与健康的血糖水平息息相关，所以可以在这个时间段吃一点儿蛋白质／碳水化合物类的零食，比如坚果、水果、奶酪、饼干、酸奶、燕麦片，这些都能促进这一过程（但是大餐或者冰激凌圣代这样的高热量零食则会干扰你的睡眠）。

• 在一周的大多数晚上，我会在晚餐的时候喝一杯葡萄酒，少数时候，我可能会再喝一杯。我的极限就是两杯，因为超过两杯就会干扰正常的睡眠周期，并且打断最安稳的深睡眠阶段。有时我不喝酒，而是改喝草药茶。洋甘菊有助于放松肠道内的平滑肌，进而向大脑发送类似的放松信号，帮助人收心。

◆ 晚上 10 点，上床睡觉

• 刷牙的时候，我会联想一些让我觉得感恩的事情。这个 2~3 分钟的"感恩练习"是由每晚的口腔卫生清洁程序所触发的，所以我不会错过它（下一章会有更多有关正念练习及触发器的内容）。

• 刷完牙后，我就会服用夜间膳食补充剂（详见第九章），其中包括玉米草提取物，它能帮助改善睡眠质量，还有 $\Omega-3$ 脂肪酸（帮助平衡炎症和强化夜间组织修复）。

• 阅读，这是我获取高质量睡眠的秘密武器。如果我已经做完了所有"白天的功课"（在自然光下锻炼、睡前放松、吃点儿小点心），那么我就会待在昏暗的房间里（只开一盏足够阅读的床头灯），打开风扇，让它对着我的床头边吹冷风边发出白噪音，接着读上 10~15 分钟的书（纸质书或者 kindle 最好，这样可以减少蓝光照射），往往在那之后，我就会开始打盹了。

• 倘若出于某种原因，我的思想依旧活跃而且停不下来，我会做一组深呼吸和快速的身体扫描——逐步放松身体的每个部分，从脚趾到脚再到小腿，直至头部。这个简单的过程可以激活周围神经系统，并且开启自然放松反应过程。如果经常觉得脑中的噪音太过嘈杂难以关闭，那你可以在床边放一个笔记本，然后把任意闯入你脑中的想法记到纸上。这能帮助你停止内耗。而如果次日清晨醒来时你还需要这些想法，你也可以随时把它们捡起来。

•如果不能在 20~30 分钟内入睡，我也不会紧张。我只是会起来，喝杯水，然后把脑子里影响睡眠的东西记录下来，再去做点儿其他事情（比如阅读），直到我觉得更累为止。

◆ 睡到早上 6~7 点。

•这样就能有 8 小时的高质量睡眠。当一切进行顺利的时候，我通常会在闹钟响起之前，或者在狗叫我为它准备早餐之前就起床。

以上是对我个人非常有效的一套放松程序。当然，这套程序，或者至少是某些方面可能对你也有效，但重要的是你要从你的喜恶出发，把正确的步骤与策略结合起来。我可以毫不夸张地告诉你，拥有稳定的高质量睡眠模式，可以提升身体表现和心理健康水平，继而改善你所能设想到的每一个身心指标。睡眠对整体健康的重要性并不亚于恰当的饮食及有规律的体育运动——只要遵照上述简单步骤，坚持几天甚至几周，就能给你的未来几年带来好处。

第八章

思 维 模 式

我在新冠大流行，各国为了防疫纷纷施行隔离政策的时间点写下这一章，简直是再合适不过了。如果要问人类在什么时候最需要关注自己的心理健康状况，那应该就是现在了。

我不认同"社交距离"这种常见说法，但我鼓励人们为了减缓病毒的传播速率而保持"物理距离"。这两种说法之间的差别非常微小，但将它们区分开来有助于人们理解这一事实：为了在这个时期保持身体健康，我们需要隔开一定的物理距离（降低感染速率），但也需要维持密切的社会联系，来保持心理健康。在无法见面的情况下，人们依然可以使用电话、视频聊天以及各种社交媒体来保持相互间的联系，鼓励并支持彼此度过这个混乱及不确定的时期。

截止目前，我们已经了解了这一观点：感觉不仅存在于头脑之中，也存在于肠道、微生物组、心脏以及免疫系统之中。正是整个肠 - 心 - 脑轴之间的协调行动在最终决定着人体的感觉与表现。

但这并不意味着我们的想法就不重要，事实上它非常重要。请记住：心理健康饮食模式里所提到的"饮食"一词，既指喂给肠道的食物，也指心脏所体验到的运动，还包括大脑所吸收到的思想。

所谓"思维模式"，是泛指某个人所持有的一套既定态度。有关思维模式的研究有无数种，但我想重点讨论的一种，叫富足型或成长型心态，现有研究已经充分证实了这种思维模式与心理健康存在着直接的关联。抱持富足型 / 成长型心态的人属于乐观主义者，当别人获得成功时，他们会由衷地替别人高兴，而且他们会相信，自己也能精进技艺、提升自我，进而超越目前的水平。相反，那些抱持匮乏型或僵化型心态的人，往往竞争意识过强，他们厌恶他人的成功，也会觉得自己的能力结构是僵化的，只在某些方面很强，而在其他方面很差。如果现在有一个装了半杯水的杯子，那么一个人持有什么样的心态不仅会影响他判断这个杯子是半满还是半空（乐观主义与悲观主义），也会影响他认为自己能否把杯子装满或放空的自我效能感（成长型与僵化型），还会影响他是更愿意和别人共享这半杯水还是更想自己留着（富足型与匮乏型）。

你的故事

思维模式，也就是现有的一套态度，起始于我们对自己是谁、从哪里来、要到哪里去这些问题的认知。你为自己所"编写"的故事可能是正面的，也可能是负面的；可能是清晰的，也可能是混乱的；可能是真实的，也可能被美化了。但无论你的故事是什么样子，它都只属于你。每个人都有，也都需要为自己"编写"一个故事。要"写"好这个故事，就要先让它尽可能地清晰起来，因为每个人的故事都"在路上"，我们每时每刻都在为自己的人生添砖加瓦，倘若要做出下一步的计划，我们就得知道自己现在在哪儿。

我来现身说法，讲讲我自己的故事。我出生于 1967 年，母亲未婚先孕，我从没见过自己的亲生父亲，母亲嫁给了一个没受过教育、经常家暴她的男人。他高中就辍学了，经常打我母亲。这个人既是个瘾君子，也是个毒贩，他唆使我弟弟吸毒。所以 2001 年的时候，我弟弟因为吸食了过量毒品去世了。这故事开头可不怎么美好。但我很幸运，因为我母亲是个非常智慧的女人（我们会说，要在波士顿长大，需要一点儿"邪恶的智慧"）。尽管她自己只上了很短时间的大学（她在怀上我的时候就辍学了），但总是鼓励我在学校好好学习，多读书，要对一切保持好奇心。我在学校也运气很好，因为老师注意到了我的好奇心，他们送我去读"高级"班，我在班级里认识了许多同学，直到现在我们都还是最亲密的朋友。

这段经历让我开始对念大学充满憧憬，虽然那时候我还不知道仅靠爸爸当汽修工和妈妈开校车的工资根本付不起大学的学费。幸好有奖学金和助学贷款，我才能在大学和研究院里逆天改命——我在玛丽埃塔学院学习运动医学（学士）和健康管理（学士），在马萨诸塞学院学习运动科学（硕士），在罗格斯大学学习营养生物化学（博士），又到麻省理工学院学习创业学（行政硕士），我参加过划船比赛（大学赛及美国国家级比赛、美国国家队）、自行车比赛（大学和奥林匹克训练中心）以及铁人三项赛（专业级、美国队）。我的学术教育及体育竞技经历使我了解将"知道"与"懂得"（思考部分）以及"积极尝试"（行动部分）三者结合起来的重要性——当某件事情不如人意时，要找出原因并且调整方向再试一次。如果没有那些高中老师和大学教练的影响，我不敢想今天的我会是什么样子（特别感谢阿姆斯伯里高中的芭芭拉·利瑞，还有玛丽埃塔学院的汤姆·斯蒂芬尼克）。

所有这一切使我得以是我。今天我是个幸福到发狂的已婚男人，我的两个孩子已经长大成人，他们既有头脑又脚踏实地。很幸运，我是在求学途中邂逅我的妻子的。到目前为止，我们在一起的时间已经比相识前的人生旅途还要长了，我们是真正的灵魂伴侣，就像《阿甘正传》（Forrest

Gump）里说的，我俩"秤不离砣，如影随形"。

所有这些都表明，我非常相信，而且也以自身经历证明了一件事：哪怕有个不起眼儿的开端，你也能用乐观、富足和成长的正确心态推进自己的人生故事。作为一个成功的作家（这是我的第 14 本书）和产品开发者（我成功开发了数百种营养产品）。我从没幻想过自己仅凭乐观心态就能获取成功——光有这个还不够，但这种心态使我能对有利的环境抱持开放态度，我愿意尝试新事物，哪怕没有成功，也乐于承担风险。我也愿意接受失败，并把那看成一种试错的过程，在想到另一种可以尝试的办法之前，那只是告诉我哪种办法是行不通的。

你的故事是什么样的？或许你可以试着讲一讲，进而对自己的人生有个大致的概念，但我真的鼓励你花上几分钟（或者一整个下午）坐下来，把你的故事写下来。从不同的角度来思考你的故事——当然要包括你自己的角度，也要包括其他人在评价你时会用的角度。例如，上面的故事是我从自己的角度来写的（这符合逻辑），但如果你去问我的读者或者用户，他们可能会说："他是个杰出的科学家。"如果你问我的队友，他们可能会说："他是个坚韧不拔的对手。"如果你问我的妻儿，他们可能会说："他是个十足的傻瓜。"他们说的都是真的，但只有部分为真。这下你明白了吧？通过不同的视角、不同的镜头，哪怕我们看的还是同样的环境，也会有不同的解释，但是最终要把哪个版本的解释纳入你的故事，是由你说了算。

还有许多其他方法可以帮助我们构建自己的故事。第一种是当离开人世的时候，人们会如何评价你，你又希望别人对你作何评价？另一种是考虑一下乐观主义者以及商业顾问西蒙·斯涅克（Simon Sinek）所说的"为什么"。这要求我们不只要关注自己做了什么，还要关注为什么要这么做。第三种，是想想你希望自己成为怎样的人，并用一句话概括。如果是我，我希望自己"帮助数百万人改善了心理健康状况，提升了他们的生活质量，也美化了周围人的生活"。当然了，只能用"一句话"意味着你得丢掉许多东西，但这就是这种方法的重点所在。练习思考自己为何做一件事、用一句话描述自己的理想，或是写下你的人生故事（或者是三者皆有），是为了聚焦、澄清以及完善你的思维，以便你能接着思考最为重要的部分：接下来我该做什么。这能帮助我们确定哪些想法及信念对自己最为有利，进而用它们来滋养大脑。

行动起来

我喜欢将思维模式（态度，或者想法）看作我们"接下来该怎么做"这个程序的第一部分。程序的第二部分是行动——大概而言，就是我们要利用这些态度做点儿什么——或者按照我的说法，就是你的行动集合。太多人对此存在误解，他们认为行动是需要等待时机的，要等到自己准备好、有动力或者想做的时候才能去做。事实往往恰恰相反：是态度在决定行动！假使你能行动起来，即便刚开始的时候方向有误也不要紧，只要稍做调整，你的态度也会得到强化。

与"等待"本身一样糟糕的是，许多人已经做好了心理准备，也有采取行动的动力，但他们却总在祈求一份行动"许可"。这份"许可"从何而来呢？如果你要写一本书，那就去写，不要等着出版商来"允许"你写；如果你想投资创业，那就去做，不要等着投资人来"允许"你做。毕竟在尝试之前，谁都不知道自己能有多大潜力。所以，行动起来吧！

心理健康意味着我们要有良好的思维模式（想），但也要有行动（做）的方向以及倾向性。这并不是要你把一切抛在脑后——不是要你从飞机上跳下来，在下降的过程中才去建造降落伞——但你确实得做点儿事情。要让自己走在正道上，你可以尝试即兴表演的方法，这种方法鼓励我们像即兴戏剧中的演员一样思考。即兴表演中的默认立场是"是的，然后"。这意味着你要接住扔过来的各种情况（是的），而不是去拒绝它（不是），你要在现有情况的基础上优化你的解决情境（然后），而不是试图去寻找另一个替代方案（但是）。这种"是的，然后"的技巧可以被应用到你生活中的任意情况里，无论是个人问题、商业情境还是家庭事务。这很重要，因为初始状况是我们无从选择的，人往往对它无能为力。我们只需要对这些安排说"是"，而无须控诉宇宙的不公。你能控制的是接下来的事情（即"然后"）——你的反应和采取的行动将会帮助你克服这些困境。

我们能控制什么？

可以恐惧。因为你确实无能为力。但不要害怕。

——威廉·福克纳（William Faulkner）

你能掌控你的思想——但你控制不了外部事态的发展。认识到这点，你会找到自己的力量。

——马可·奥里利乌斯（Marcus Aurelius）

多年以来，我一直在日常生活里践行斯多葛哲学，并用它来帮我应对大大小小的考验与磨难。虽然要用一句话来概括斯多葛主义有点儿过于草率，但我还是要尝试这么做：它是一种古希腊哲学，通过控制人的情绪以及对外部事件的反应来帮助我们变得更有韧性、更加快乐、更有精神。对斯多葛主义的多重解释与实践之间存在很多细微差别，如果想要了解更多信息，你可以看看赖安·霍利迪的书，也可以看看斯多葛主义先驱思想家们的书，比如爱比克泰德（Epictetus）、塞涅卡（Seneca）和奥勒留（Aurelius）。

人们经常将斯多葛主义误读为一种无情的哲学，但事实恰好相反。这种主义的主要意图是要帮助人们过上最好、最快乐、最充实的生活。对斯多葛学派而言，最重要的美德或许就是勇气，这一点在古在今都同等重要。在某种程度上，斯多葛学派其实非常乐于接受有关"困难"的挑战，因为"困难"给人提供了一个机会，让我们能够看到自己的实力。塞涅卡曾在大约公元 50 年左右写道：倘若你过完了一生，却不曾棋逢对手，那么没人知道你到底有多大能力，连你自己也不例外。

如果说在斯多葛学派看来最重要的美德就是勇气（面对不幸），那么它所认为的最重要的实践便是区分哪些事情是可控的（可以对其施加影响），哪些事情又是不可控的（无须为其忧心）。最重要的是，要把这当作一种日常功课——要经常问自己，在特定情况下，哪些事情是可控的，哪些又是不可控的。

对斯多葛主义者来说，最重要的并不是了解自己目前身处何处（通常这不在你的控制之内），也不是他们的初始反应（在许多时候，这纯粹是一种生物反应，比如压力反应），而是他们会如何应对这种情况（这是完全由你控制的）。你在特定情况下的反应才是真正重要的，因为那是你能管理的。例如，假设你因为与老板意见不同而被解雇，你的初始反应可能是愤怒，但最重要的是在初始反应之后的行动，这关系到你能否解决这一问题并继续推动事态发展。同样，如果股票市场崩盘，你的初始反应可能会是恐慌（这只是一种自然的、生理上的战斗或逃跑反应），但真正重要的是你接下来的反应（事实上，这也是唯一重要的事情）。

想想那些总是处在高压状态下的人，比如士兵和急救人员。他们未必比其他人更勇敢，但出于所接受的职业训练，当处在压力状态下的时候，他们肯定比别人更有准备。我们也可以按照类似的方法练习控制自己的情绪反应肌肉，来帮助克服初始反应，并做出恰当反应。爱比克泰德写过：所有事都有两个把手，一个能提，一个不能提。假如你的兄弟对你不利，不要抓他的错误，因为那是个提不起来的把手。相反，你要用另一种方式——要想你们是兄弟俩，你们是被一起抚养着长大的，这么想，你就能提起那个能提的把手。

我的家训一直是：磨难与困难间的唯一区别就是人看待它的态度。这个精辟的句子被许多人反复引用，没什么比它更能简明扼要地概括我们的处世哲学了——尽最大努力，先问"我能控制这件事吗"，接着遵循"是的，然后"的原则制定行动计划。这么想，就能让我们在做事的时候尽量把可控的部分做好，然后接受那些不可控的。

情绪到底是什么？

没人可以不带情绪地活着——也没人希望这么活着。尽管情绪有时会变得像一团乱麻，但它们依然具有帮助我们生存及发展的意义。"恐惧"能提醒你小心危险，"爱"会促进你与他人之间的社会联系，"喜悦"带领你走向心爱之物，"希望"鼓励你对未来有所规划。即便是那些让人感觉不太好的、具有挑战性的情绪，比如愤怒、烦躁以及悲伤，也是有价值的，它们可以帮助我们体验和理解眼前的这个复杂世界。

情绪是一种极为复杂的东西，有时它令人惊叹，有时它使人沮丧。它可以同时在多个意识及潜意识层面上运作。大脑不断接受着来自身体内部和外部的信息信号，其中一些信号来源于初级、原始脑，这部分大脑更擅长在潜意识层面上感知恐惧及潜在的威胁，接着它们会向上传递，到达现代、推理脑（额叶皮层）。有些信号来自前额皮层，它们依托个体的经验、学习及文化背景而产生。还有一些信号最终会被提炼成情绪，它们来自肠脑、心脑、免疫轴、外部环境、物理环境以及其他许多输入到人体内的信息。

正如前文所说，认为有创造力的人都是"右脑"人，而擅长分析的人都是"左脑"人，这种想法太过单薄。有关复杂情绪的最新观点给出了不同的解释，它描述了大脑是如何利用人脑系统中最为先进和独特的前额叶皮层来整合内外部信号，又是如何根据不同的特殊需求来构建情绪反应的。

此外，半数以上的情绪词汇发生在大脑之外——我们经由自己的面部表情、身体姿势、触摸动作，也通过心率、呼吸模式、肌肉张力、神经刺痛及其他许多身体感觉来表达自己的情绪。人类仅凭高度进化的大脑就可以将所有这些信号整合成一条连贯的情绪织锦，这真是个奇迹——而且大部分时候我们都能做得不错。因此，尽管情绪信号可能来自四面八方（它们可能源自大脑的底部 / 顶部 / 左侧 / 右侧 / 内部 / 外部），但实际上使人能够标记和调节某种特定感觉的，还是这些信号整合形成的一个巨大的互动神经网络。

有时这些庞杂的信号交错混杂或者变成循环，人就会陷入麻烦，比如当一种普通的压力源转变成慢性压力源的时候，人们就会陷入焦虑、抑郁和倦怠。这就是短期情绪（更多属于前台感觉）与长期情绪（更多存在于意识的背景之下）之间最重要的区别。正如我们在前文所做的讨论，在此再次强调：当谈及"头脑"时，无论我们所指的是皮质下的原始杏仁核（恐惧）、海马体（记忆）和下丘脑（压力），还是皮质上可以标记、识别及回应人类情绪，能处理高级复杂情绪任务的前额叶皮层，它都是以协调系统（我们把这叫作神经网络）而非孤立部分的形式来展开工作的。

这一点很重要，因为这个网络也能依照大脑活动调整并改变它的功能与结构。这意味着我们可以用相同的思维模式来刺激新的神经元通路生长。这些神经元模式可以是积极的,比如通过学习、旅行产生新奇感;也可以是消极的,比如在压力或睡眠不足的状态下,神经元的生成速率会减缓。为了应对持续激活的神经放电状态,不同脑区会做出特定的调整,比如杏仁核会增减对恐惧的反应,下丘脑会增减对压力的反应,而海马体也可以增减保留和检索记忆的能力。令人振奋的是,随着时间的推移,我们已经可以在很大限度上控制神经网络的发展进程了。比方说,已知长期压力会减缓神经生成,而运动及新奇感(比如到新地点旅行以及学习新事物)能加速神经生成——直至老年期也不例外。

在谈到复杂情感网络时,最为利好的消息是:科学家们认为大部分情绪及心境都是可控的,我们可以通过调节促使它们往积极的方向转变。因为在遗传学上,只有一小部分情绪状态是完全由基因控制的(大约30%),而剩余部分则由所处的环境决定,包括社会联系以及涵盖饮食、运动及睡眠在内的生活方式因素。

情绪调节

接纳、分享及管理情绪的能力与整体幸福感及心理健康程度直接相关。这种情绪管理能力很大限度上发生在头脑中负责推理的区域,也就是前额叶皮层。但是,这个区域非常容易受到压力、血糖水平、睡眠不足、抑郁和焦虑情绪的影响。这就是为什么人在觉得累、饿或者压力大的时候会经常做出糟糕的决定,而在感到抑郁或者焦虑的时候会难以做出任何决定。

考虑到前额叶皮层对情绪调节的重要性,也考虑到它容易被压力所裹挟的特性,我们需要一种策略来帮助自己有意识地回应强烈的情绪,而不只是凭借本能做出反应。我会采用一个简单的"三步走"技术来帮助重新评估情绪激惹程度。我管这项技术叫"塑造它、命名它、驯服它"方法，它是这样运作的：

塑造

比方说，如果一个人别了你的车，或者你的老板对你的某个想法发表了轻蔑的评论。你的初始反应可能是对司机感到愤怒或对老板产生敌意，但这些感觉是能被重塑的。你可以这么想：这个人别你车是因为他要赶去参加女儿的足球训练，或者他急着参加一个重要面试。你也可以想象：老板之所以这么粗鲁又不屑一顾，是因为当前的销售数据让他压力重重，这影响了他，让他没法腾出视线来看看你的建议有多出色。我不是要你忽视或者压抑自己的感受，但是我们可以利用自己的同理心和共情力，来设身处地地看待目前的情况，这样就能重新塑造这个情境，进而将情绪的影响降到最低。

命名

我们并不想忽视或是压抑自己的情绪，相反，还要尽可能地调动情绪词汇来准确地描述自己的感觉。你是觉得有压力、烦躁、悲伤、嫉妒、恐惧，还是其他？你描述得越具体、越细致，就越能应对这种情绪。在陈述这种情绪的时候，倘若你不只能描述这种情境本身，还能描述出它给你带来了怎样的感受，你就可以制定出最佳的应对方式。

驯服

如果我们知道自己正在处理的是什么情绪，就能以适当的方式来管理它。比方说，如果你经常感觉自己对身边富有的朋友怒气冲冲，那你就该知道引发你不适的其实是嫉妒、愤恨或者失望的情绪——我们可以通过几个不同的方案来改善这些情绪。很多时候，你会发现，仅仅是简单地重塑这些情境，说出它们给你带来的感觉，你就能让自己处于一种更强、更好的意识状态之下，在这种状态下，你能练习去接受现状或是不对现状做反应，哪怕这种情绪状态已经强烈到了极点。当你再次听说这个朋友住着豪宅，开着豪车，每次度假都要出国并且你感到自己因此而不适的时候，你可以重新定义这个情境（或许他的炫富之举只是为了让他在这个领域显得卓越，以此补偿他对生活其他方面的不安感受）；表达你的艳羡之情，因为承认朋友有的那些东西你也想要，会激发你产生斗志，进而成为和朋友相似的人；也许你会更勤快地存钱，或者赚更多的钱好去买房买车；甚至你还可能自愿从事一些慈善工作，这样就能去国外旅行；还有可能，你会开始将注意力更多地集中于自己在生活中擅长的部分。

无论最后你用了什么解决方案，都可以使用这个简单的"三步走"策略——"塑造它、命名它、驯服它"——这能帮助你将自己的情绪状态从恼怒调整到嫉妒再到希望，而不仅仅是停在原地无动于衷。

积极情绪

诸如幸福、快乐、满足、爱、同情和感激这样的情绪更为复杂一些，它们可不只是单纯的好心情。我们越是能体验这类积极情绪，就越有可能拓展创造力，加强与他人的联系，并且寻求更多的发展机会（有时这被称为人类发展的拓展及建设理论）。诸多研究表明，情绪体验积极的人，往往身体健康状况也更好，他们更少出现心脏病发作和中风的情况，免疫系统更强，压力激素水平更低，也更长寿。但除此之外，这类人的心理健康水平也更高，他们更少患上抑郁或焦虑，有更强的抗压能力，遇到危机时也更容易复原过来。

这种面对不同压力源时所具备的恢复能力有点儿像是一种心理上的免疫系统，在这个系统中，积极情绪不仅能使个体免受身心健康问题的影响，还能鼓励我们从事某些活动，滋养积极情绪，进而优化当前处境。这可以非常直接地将消极的心理螺旋下降状态（比如抑郁或职业倦怠）转变为积极螺旋上升状态，进而帮助人获得更多的心理活力。思想和行为可以扭转人的感觉，将恶性负面循环转变为良性正面循环——这就像是幸福感的雪球效应，积极情绪来源于强韧的人际关系和良好的健康状态，但同时它又可以促进这种关系和状态。

最重要的是要明白：事实上，人脑对负面经验比对正面经验要更敏感。这就是为什么我们听了许多赞美、收获了无数的"赞"，却还是会因为一个抱怨或者拒绝就感到受伤。一些研究表明，我们需要收获三次积极体验才能抵消掉一次消极情绪——就算是这样，也只不过能把情绪拉回中性状态而已。要改善情绪状态，有一个非常有效的技巧，那就是使用正念技术，或者是在一天当中频繁地表达感恩之情，这种方法可以帮你在日常生活中不断积累微小的快乐情绪，进而缓冲定期袭来的负面情绪所产生的影响（我会利用一些电子设备来提醒自己站起来活动活动、做做深呼吸，并且悄悄地对身边的小事表达感恩之情，比如感谢我正在享用的这杯咖啡，感谢今天是阳光明媚的一天，或者感谢我拥有一条可爱的小狗）。

培养积极的情绪以改善身心健康，并不意味着你得简单粗暴地忽视消极想法，或者一心贪图享乐，借此来掩盖困境。只不过确实有些简单的方法能让想法朝着对的方向走，比如运动（让你的身体和大脑浸润在给你带来良好感觉的神经递质当中），以及与陌生人互动（帮忙扶住门然后说"早上好"——即便只是这些微小的互动也能提升情绪水平）。你可能会发现，行为是会带动思想的。即便你没想这么做，只要这么做了，你就会随之调整你的想法。只要你开始做了，就会产生一种"想要继续做下去"的感觉。

一些研究表明，人在 20 来岁的时候幸福感最高（那时我们年轻、健康，对未来充满信心），在 30 多岁（要养孩子，事业也刚刚起步）和 40 多岁（处在职业生涯中期，财务压力也很大）时幸福感都很低，通常人的幸福感会在 50 岁左右降到谷底。但好消息是，50 岁以后，人的幸福水平往往会有回升——可能是因为子女已经长大成人，也可能是因为事业已经步入正轨（希望这不仅是为了维持生计），又或者是我们终于学会了如何更好地应对压力。更棒的是，你还可以使用积极心理学和营养心理学中的许多工具来向大脑及身体传递正确的信息。

是什么让我们快乐？

那么实际上让我们感到快乐的是什么呢？你肯定听过一句老话："钱买不到幸福。"事实上确实是这样——至少在一定程度上是这样。当对食物、住所及安全的基本需求得到满足之后，你的幸福感确实会随着财富的累积而增加，但是，一旦年收入达到约 7 万美元，这个增幅就会完全趋向平稳。许多研究都证实了财富对幸福感提升的趋平效应，然而，在迄今为止的全国性调查中，财务负担仍是人们在年复一年的生活中产生心理压力的主要来源。入不敷出、经济动荡、饭碗不保，还有需求与欲望之间的总体平衡所带来的压力始终跟随着我们，从早到晚，永不停歇。

然而，你可能会感到惊讶，事实上让人感受到压力的并不是金钱本身，而是钱所能提供的自我价值感（以及与他人之间的社会比较），尤其是在个人自主性上。多做一些资金储备可以拓宽选择余地。某种程度上，财务自由可以平息掉财务所带来的压力。金钱并不能直接买到幸福，但是在经济上受限肯定会限制我们支配时间、获取机会并且享受日常生活。这种困顿会束缚人们梦想未来和计划余生的能力，而由对财务的忧虑所产生的长期压力也会一点一点地毁掉我们的心理健康。

人在谈论"财务自由"时，实际上是在说这样一件事：即有足够的钱去做出自己想做的选择。这就是心理学研究人员所说的自主性：你能自己决定要做什么、什么时候做、怎么做以及跟谁一起做。

幸福的秘诀是自由，而自由的秘诀则是勇气。

——修昔得德（Thucydides）

互联网上不乏诸如承诺"提高幸福感的五大方法"这样的精辟文章及清单。事实上，这些作品中的一些简单提示确实极有裨益，比如它们会使人理解，相比财富，"体验"对幸福感的提升更为重要。因此，进行一次旅行可能会比买辆新车更能让你感到高兴。同样，人际关系质量及工作满意度对幸福感有着更强的预测作用，这两个因素甚至还能更准确地预测个体的成就感（一种深刻的满足感），成就感能为你的日常行为灌注更深的意义，并为你提供更为持久的幸福感。值得注意的是，虽然这些简单的提示可能会帮助我们暂时感觉好受些，但研究表明，在决定长期幸福感及复原力时，存在着三个反复出现的关键要素：

◆ 自主（Autonomy）——指能够做出自己的选择和决定，而不用受他人胁迫

◆ 精通（Mastery）——擅长做某事，而且会用这项专长来帮助他人

◆ 目的（Purpose）——感到自己做的事对他人很重要，无论是对个人、家人、同事、伙伴还是更大的群体

这些研究显示，那些找到了方法，能将自主、精通及目的（AMP）三者结合起来的人，在日常生活中的幸福感最强，倘若在未来的人生中遭遇焦虑、抑郁及倦怠，他们的复原力也最强。

被公认为积极心理学之父的马丁·塞利格曼（Martin Seligman）曾提出过一个相似的"真实幸福理论"，该理论界定了幸福感的 5 个组成部分（PERMA），这与我们所说的 AMP 核心因素非常一致：

◆ 积极情绪（Positive emotion）——比如希望、满足和感激之情

◆ 参与（Engagement）——愉快并充分地沉浸在你所擅长的活动之中，如工作、运动或是爱好（促使自己进入心流）

◆ 关系（Relationship）——与提供支持性联系及培养性环境的个人和团体间的关系

◆ 意义（Meaning）——感觉到自己生来就是为了完成更大的使命

◆ 成就（Accomplishment）——追求并完成对自己而言有意义的目标

是什么让我们不快乐?

没人愿意经历痛苦情绪，无论那是恐惧、愤怒、悲伤、焦虑还是羞耻。但是，关注这些情绪，承认而非压制它们，可以帮助我们确定优先级，继而真正开展行动。研究表明，愤怒水平较高的人往往更容易与他人发生冲突，心血管健康状况更差，也更容易患上肥胖症、糖尿病、失眠、免疫问题、偏头疼、抑郁症并出现药物及酒精成瘾问题。

另一方面，研究也表明，接纳负面情绪，而非对其避而不谈或急于推开的人，往往抑郁和焦虑程度更低，身心健康水平也更高。最好是能把愤怒、恐惧及羞耻当作一种调节性情绪来体验。在理想状态下，人能体验到足量的忧虑，以帮助澄清思维并激励自己采取行动，但忧虑又不会多到击垮自己。恐惧情绪是一个很有意思的例子。许多人都爱看恐怖片，或是会去参加跳伞和攀岩之类的心跳游戏来寻求刺激。我们经常利用恐惧来为生活调味，但是假如你正打算哄睡孩子或是想读一本好书来放松身心，你是不会希望体验到这种刺激感的。

恐惧感往往集中于某个特定的外部事物，这个事物确实存在，并且可能给你带来伤害；而与之相关的焦虑情绪则不指向任何特定事物，它来源于内在世界，往往由想象中的、可能并不存在的威胁所引发。焦虑或许比恐惧更难应对，因为你通常难以准确描述使你不安的到底是什么，以及它为什么会令你不安，你摸不着也看不见它。当个体的社会身份遭受威胁，包括自我价值感受挫、产生嫉妒和不安全感的时候，我们的压力感和焦虑感会出现戏剧性的攀升。在痛苦情绪的"金发女孩场景"①（Goldilocks scenario）中，少量焦虑可以激励我们把事做好，但过量的焦虑则会对人造成干扰，使我们无法专注地解决生活中的其他重要问题。

悲伤和抑郁是最常见的两种负面情绪，但两者之间存在区别。悲伤是一种以失落和无助感为标志的情绪，而抑郁代表了一种长期性的悲伤状

---

① 【译者注】金发女孩场景：来源于《格林童话》，它讲述了一位金发女孩走到三只熊的家里，看到餐桌上有三碗粥。一碗太热，她不吃；一碗太冷，她也不吃，最后挑了不冷不热的那碗来吃，吃完后香甜的睡了一觉。这个故事被引申为"金发女孩经济场景"，形容经济不过冷、也不过热，程度刚刚好，指的是某个经济体内高增长和低通胀同时并存，而且利率可以保持在较低水平的一种理想经济状态。在本书中指代焦虑的量刚刚好，既不过多也不过少，恰好能激励我们解决问题又不至于让我们崩溃。

态，它还包括无望感、内疚感、自我价值感低、脑雾、睡眠问题、疲劳，以及快感缺失（就连以前能带来快感的事件及活动也不行）等症状。要让一个人从悲伤或是抑郁情绪中自动振作起来是痴心妄想——这是一种常见的迷思——但是我们可以利用这些感觉来创造机会，加强社会连接，并努力克服负面情绪的影响。比方说，如果你觉得悲伤或者抑郁，你可以向他人求助（即使你不喜欢这么做），这能激发你与他人之间产生社会联系，往往也可以阻止抑郁发生。同样，当你感觉良好时，也可以调动自己的同理心去拥抱另一个面临困境的人——这不仅是在帮助他人，也是在帮助自己。

能够适当地体验悲伤是情绪健康的标志之一。我们希望在使用饮食、运动、睡眠及正念等生活方式来改善感受时也能体验到各种情绪。抗抑郁药和抗焦虑药等或许能在一定程度上帮助抑制情绪感受——但这种抑制是同时针对消极情绪与积极情绪的——服药后可能暂时感觉不那么糟了，但你的感觉也不会变得多好。许多服用抗抑郁药的人都报告说，他们没有了感觉，只觉得平淡，生活失去了很多色彩，也没有了激动人心的感受。事实上，更新的研究表明，抗抑郁药之所以能改善患者的抑郁指标，大部分是因为安慰剂效应（对大约半数的试药者有效），但它也会在长期内产生许多副作用——包括体重增加、疲劳、性欲减退，以及试图断药时的严重戒断反应——考虑到这些影响，我们最好只把吃药当作一种不得已的办法。

通过调整生活方式来对负面情绪进行干预可以起到积极的效果，这些方法包括认知行为疗法，以及重塑、感恩、深呼吸等正念技术，它们都能提供有益的信号，进而滋养意识。正如摄入正确的营养物质能使肠道健康，进行恰当的体育锻炼能使心脏健康一样，定期吸收正确的思想，也能使大脑健康，并为心理世界创造一个强大的情绪调节系统。

当感觉转化为躯体症状

压力、抑郁、焦虑及倦怠等心理痛苦与诸如背痛、脖子痛、胃痛、偏头痛、纤维肌痛等躯体症状之间有直接联系。感觉躯体化指的是个体将情绪问题体验为了身体症状，这种转换可以是双向的，身体疼痛，尤其是慢性疼痛，也会导致情绪困扰。

这一发现兼具生理学及生化学意义，因为大脑中的许多痛觉及情绪神经通路共享相同的脑区，比如说，同样一种过度炎症信号，既会表现在心理层面（抑郁症），也会表现在躯体层面（心脏疾病和关节炎）。好消息是，许多非药物干预措施，比如积极的情绪、深呼吸、令人愉悦的气味（精油）、身体接触（按摩）和激励性音乐都能帮助阻断疼痛信号，而且效果和止痛药一样好。

奇妙的情绪

人类天生爱好追寻趣味，以满足好奇心、收获惊叹及惊奇的感觉、帮助自己开阔视野。这种情绪鼓励我们去探索、学习、解决问题、产生想法，并与他人建立联系。常让自己接触快乐事件，可以缓解郁闷，增强心理素质。研究表明，好奇心能减缓脑内默认模式网络的活动水平，平息以自我为中心的意图，将人从占据思维主导的喋喋不休中解救出来，这在压力状态下表现得尤为明显。好玩、有趣，尤其是被震撼的感觉（这些都会促进多巴胺产生并起到激励作用）可以引领我们沉浸在某件事情之中，将关注点从自我转移到对万事万物的好奇心上，进而产生类似冥想过后的状态。

具有开放性人格特质的人往往好奇心也更强，对周围世界表现出的兴趣更浓厚，他们对快乐的感受也更为积极。

尽管我也会使用诸如深呼吸和表达感恩这样的正念方式来帮助自己平息压力反应，但是，我并不习惯做正式的冥想练习或是瑜伽运动（尽管从科学的角度来讲它们是非常有效的）。也许对很多人来说，这两种方法都很好（你真的应该亲自试试），但我发现对我个人而言最有效的方式是动态冥想。我会去长跑或者骑行，还会尽可能让自己置身或是接近那些令人敬畏的自然环境之中，比如山脉、峡谷、沙漠、海洋、河流以及大自然的其他浩瀚之处，这真的令我眼界大开。

体验敬畏之心还另有一番趣味：它会促进我们与他人之间的联系（哪怕你可能是孤身一人待在与世隔绝的山坡之上），并使人产生友善及慷慨的感觉——可能是因为敬畏感消减了以"我"为中心的那部分自我，让我们能将眼光集中到群体的福祉上。研究表明，在所有的积极情绪中，敬畏与多巴胺（动机）及催产素（联系）的增加，还有皮质醇（压力）与炎症细胞因子（抑郁）的减少关联最为紧密。或许正是这种脑电活动与生化平衡间的变化组合，使我们能够感受到与他人、宇宙融为一体的快乐，而且我们可以通过多种方法轻松地实现这种感受，无论是祈祷等精神体验、冥想等世俗实践还是运动（尤其是户外运动），这些动态冥想方式都有效果。

社会联系及孤独的蔓延

哈佛大学成人发展研究（有时也被称为哈佛长寿研究）做了长达75年的纵向调查，其结果雄辩地证明了：最能影响人的长寿及幸福程度的因素就是人际关系强度。人类生而渴求社会关联。当关系能够支持发展时，它们就能降低皮质醇水平（压力），增加多巴胺（动力）及催产素（联系）的分泌。但当社交活动表现出消极或紧张的迹象，它们就会夺走你的幸福感，你不但察觉不到喜悦，还会出现健康问题，比如肥胖、糖尿病以及成瘾行为（这说明你得交些积极的朋友，远离总在传播负能量的朋友，或者你也可以试试能不能让那些悲观的人在你的引导下变得乐观些）。

或许最强大的一种社会联系就是爱了，而最持久的爱的形式就是欲望（睾酮）、激情（多巴胺）以及依恋（催产素）。紧随其后的是感恩，因为这是一种积极情绪，它不仅与更好的健康状况密切相关，而且无论是琢磨一些简单的念头，还是采用更正式的方法（比如坚持记感恩日记），你都能轻松地参与其中。有时，我们会将希望定义为一种特别的态度，而不是一种情绪，但是为了提升心理健康水平，我们还是可以把它看成一种情绪，因为怀抱希望能有效地缓冲慢性压力给人带来的负面影响。与乐观主义的态度相同，希望也与更高的幸福感、恢复力以及身心健康水平有关。实际上，希望的效力并不亚于任何药物，它能提高情绪水平、缓解疼痛，并且直接增加身体的自愈能力。为了让它随时随地给你带来力量，进而激励你前进，我建议你培养三方面的力量，这些因素与关联整体幸福和恢复力的关键因素之间直接相关：

- ◆ 控制感——了解我们可以积极地影响自己的命运
- ◆ 信念——相信某些东西非常重要，并且为之努力
- ◆ 集体——加入一个与我们价值观相同的群体，成为它的一部分

同理心指的是想象及感受他人情绪的能力，即设身处地的能力。人之所以会产生同理心，有部分是大脑中特有的镜像神经元在起作用，所以，

我们在看到他人产生某种情绪时也会感受到相同的情绪。共情心和同理心之间存在关联，它也和关心以及想要减轻痛苦的感觉有关，但它指的是我们在回应他人痛苦时所产生的一种社会情绪。一些研究表明，共情心是一种比单纯的同理心更为健康的情绪体验，因为助人的想法会让我们产生更大的归属感和更为积极的情绪（体内的镇静催产素也会激增）。助人者自助——哪怕你只是在脑中"想着"要帮助别人，并且真正期望有好事发生在他们身上，也会带来同样的效果。

要培养共情心，可以采用一种简单的冥想形式，也就是之前提到的"慈心禅"，这种冥想要求我们关注另一个人（亲人、陌生人，甚至是敌人），并对这个人的遭遇表示同情。你可以把这看作是与他人间的一种无形关联。有些练习者实践慈心禅的时候，会在产生、发出并反思下述温暖愿望的同时结合深呼吸的动作一起练习：

◆ 愿××安全
◆ 愿××健康
◆ 愿××幸福

如果你有宗教信仰，那你对慈心禅肯定不陌生。在很大程度上，它就是天主教的燃蜡传统活动中为人祝祷的部分，或是各种东方传统中收集能量等活动的世俗版本。这些活动有一个共性，那就是人在做它们的时候都会产生平静和专注的共情心，这种感觉有利于提升心理健康水平。

要滋养大脑，到底应该接触哪些东西？

如果你每晚固定要做的事情，就是冲着晚间新闻里的政客大声嚷嚷，或是刷着视频网站按照算法推送给你的垃圾视频，那你的心理健康状况肯定不会很好，就像是一个总在食用垃圾食品的人，他的身体也健康不到哪里去。

自我改善是当今的趋势。热爱改善自我的人，通常头脑更敏锐、体型更舒展，心态也更开放和辽阔。但是，在成为更好的自己的路上并不只有一路光鲜，也有不为人知的小秘密：那就是这份活儿可是非常辛苦的！

我们不能只是在头脑中想着"我要变好"，而是要真正采取行动，每天练习。要去拥抱这个过程，热爱这趟旅程，一如迫不及待地想要到达成功的彼岸一样（如果做法正确，人生的彼岸应该是永无止境的）。如果我们能在繁忙的生活中坚持不懈地整合进一些改善措施，那就能逐步提升自己的心理健康水平，成为更好的自己。

以下是我最喜欢的（也是最有效的）一些简单步骤列表，它们能帮助调节情绪、稳固心态，增强心理素质。请记住，"简单"并不代表"容易"，但是只要你努力去做，就会从中看到效果。

心理健康自查表

■ 3 个 "C"。

在任何给定的压力状态下，都稍做停顿，问自己 3 个关键问题，我将之称为 3 个 "C"：

◆ 我能控制（Control）什么

◆ 我能和谁发生关联（Connect）

◆ 我怎么才能做出贡献【（Contribute），无论是要达到某个目标还是要替某人解决问题】

■采用积极的自我对话，践行乐观主义。

我们常将积极的自我对话与乐观主义态度结合起来，去为战俘做心理辅导，或是帮助他人处理创伤、虐待及医疗问题，使其能够继续前行。保持冷静，聚焦到你能控制的事情上。从积极面入手，同时面对现实。集小善，改变现状，再集小善，再改变一点现状，层层递进地去提高积极性，不要消极怠工，不要螺旋下降。奥运会运动员经常会用积极的自我对话来帮助自己专注当下，如果你面临的选择是"要么做到最好，要么混过去算了"，那现在唯一重要的事情就是去专注当下。

■动起来！

恢复力最强的人通常都有定期运动的习惯。轻度及中等强度的运动会带来一定程度的痛苦，但同时也有助于人体适应在应对挑战所应具备的更大、更重要的压力。每天给身体（和思想）施一点压，有助于我们处理那些迟早要来的大事件。

■做游戏。

处理压力最好的方法就是将问题视为挑战而非威胁。不要再觉得问题只是些会让人发火、使人不便的玩意儿了，要把它看作得去攻克的有趣难题，就当你是在打电动或者玩桌游好了。在你打败怪物，升级到下一关，解锁了新成就的时候，给自己一点儿奖励。

■大笑。

对着自己大笑，对着你所做的事情大笑，对自己所处环境（也许不那么好）常怀幽默之心。（适当的，与严肃性相平衡的）幽默感可以减少压力状态所带来的威胁。

■找到生活的目的与意义。

那些战胜了悲剧的人最突出的特点就是：他们为自己确立了更为宏大的目标，或者他们找到了某种形式的人生意义。这些目标和意义可以是一种与他人之间的深度联系，或者是对于某项运动的信念。在这些意念的指引之下，通常人也会变得更愿意利他，并且倾向于无私奉献——我们会去关心他人的福祉，而不计较自己是否能从中直接获益。与同好者组成社群，成为其中的一部分，并为了大家的共同目标而努力，这有助于加强你的决心，当你面临压力事件或是处在逆境之下时，这尤其有用。助人可以有效地让我们将眼光从自己身上移开。它能帮助你超越对于当前境况的担忧及恐惧，让你从受害者的角色中走出来，进而成为助人者或是拯救者。当别人找你解决问题，希望你来领导他们的时候，你能提振他们的士气，也能激发自己的信心，让你们都相信大家能够一起渡过难关。

■给压力贴上标签。

用前面讲过的"塑造它、命名它、驯服它"的方法来帮助重新评估情况的消极程度，进而转向积极的行动。

■感受美。

每天都主动进入能让自己感受到敬畏的环境中，哪怕只是去户外走走，看看天空、云彩、太阳或是星星，也可以陶冶情操。

■呼吸。

呼吸可能是大多数人最容易做错的一件事，而且这可能还是个严重的错误。鼻腔与大脑的情绪及记忆中心是直接连通在一起的（通过嗅球的感觉神经元关联）。熟悉的气味之所以会勾起回忆，就是因为这点。芳香疗法等技术能对治疗压力与抑郁产生立竿见影的效果，也是依靠相同的原理。这些神经元能感知空气进出鼻腔的情况，因此，我们也能用呼吸技术来促使脑电波与呼吸的节奏同步。比方说，你可以有节奏地用鼻呼吸（每分钟 5 到 6 次），激活贯穿整个肠－心－脑轴的迷走神经，以达到减缓压力、降低血压的作用。如果想做点儿进阶的练习，那就每分钟深呼吸 3 次，这种深而缓慢的鼻式呼吸法能促使人体产生更多的 θ 脑波，这种脑波在深睡眠阶段占据主导地位，它能帮助修复脑细胞（这也是为什么很慢很深的呼吸练习能有效帮助我们在晚间入睡）。还有一种呼吸技巧能有效帮助我们对抗压力、焦虑及惊恐发作——你可以深吸两口气，然后屏住呼吸，接着慢慢地呼气。第一次吸气的时候，要用气体去扩充肺部；第二次吸气的时候，要让气体充盈整个肺部，整个过程下来，迷走神经及周围神经系统会被激活，进而使人产生一种深度的、即时平复的神经反应。

■放慢脚步—尤其是在吃东西的时候。

我常为自己不能好好遵守这点而感到内疚。我经常不耐烦，而且急于求成。我总是急着干完某件事，然后赶着去做下一件事。嘿，人无完人，但至少我在努力啊！围绕正念饮食的研究越来越多，它们显示，要更多关注所吃的食物本身——不仅仅是它的口味，还要去注意和欣赏它们的气味、质地、颜色和温度——这有利于我们改善消化、控制食欲、平衡血糖和管理体重。和他人一起享受美食会给一次普通的午餐增加社会性元素，这能改善我们的各项心理健康参数，比如满意、享受、联系以及满足感。

■培育希望。

如果那个"最好的自己"就站在眼前这次挑战的背后，他会怎么做？

通过这种想象来培育自己的希望。除此之外，还可以设想一下，如果有个中立的第三方，他会如何看待你的情况；或者想象一下，如果现在是一个月后，你会有什么感受。

■表达感恩。

即便是最不起眼儿的事情，也要对其常怀感恩。

■练习慈心禅。

为他人和全宇宙创造良好的氛围，通过这种方法来练习慈心禅。

■建立联系。

与他人建立联系，做点儿事情来帮助他们（这也会帮到你自己）。

■培养初学者心态。

学点儿新东西。虽然你肯定希望自己能成为某个领域的大师，但是谁也不可能全知全能。保持热情、开放及好奇的态度，不要因为过往经验而变得先入为主，这往往会让你感到有些不适，但是如果能以正确的心态来看待这件事，你也会从中体验到振奋。

你无法阻挡飓风，但你能做一棵随风弯曲又能迅速回转的大树。用点儿技巧，这能让我们变得灵活，也能使我们发展并保持良好的心态，从而收获恢复力并且维持心理健康，而这正是每个人在迎难而上（甚至变得更好）的过程中所需要的。

第九章

膳食补充剂

在我的第一本书《皮质醇关联》（2002）中，我曾经写过慢性压力会如何"让你发胖并破坏你的健康"，我给出了很多有关生活方式的自然途径来帮助读者减轻压力、控制皮质醇，并改善他们的身心健康。我在那本书中提出了"SENSE"方案，这五个字母分别代表一个主要概念：

S= 压力 / 睡眠管理（stress/sleep management）

E= 运动（exercise）

N= 营养（nutrition）

S= 补充剂（supplements）

E= 评估（evaluation）

现在距那时候已经 20 年了，SENSE 方案里提到的步骤仍然可以有效地帮助我们改善身心健康状况，虽然一些研究也已经依科学进展而更新，比如对微生物组和肠 – 心 – 脑轴的理解。

然而，这些日子以来，当我向别人介绍"SENSE"方案的时候，我都会先讲"补充剂"（supplements）这个"S"。这不是因为摄入补充剂比其他步骤更重要，也不是因为这一步可以取代该方案里的其他方面，而是因为对很多人来说，摄入补充剂是最简单的一种方式，人们可以很容易地在繁忙、紧张的现代生活中加入这个步骤。

在过去 20 年的研究中，我发现适当摄入膳食补充剂有助于减少压力，降低压力性饮食的发生概率；它还可以帮助缓解疲劳、提高能量水平，这也足以让人恢复体内的活力；此外，它还能减少紧张与焦虑，让人感到放松，能在夜晚睡上一个好觉（在睡眠周期中有足量的处在快速眼动期及深睡眠期的时间）。简而言之，膳食补充剂可以为我们践行健康的生活方式提供便利，大家都知道，要活得健康，最重要的就是要有健康的生活方式，但是人们常以太累、压力大，或者觉得抑郁为借口去逃避这些事情，而补充剂则可以为大家提供便利。我们在调查研究和社区生活方式项目中一次次地得出这样的结论，即"补充剂能帮我们做出更好的选择"，只要牢记，补充剂只是整个"SENSE"方案的一部分，而不是全部，那我们就能掌握正确的方法，在改善心理健康方面取得有意义的进展。

我写了两本有关膳食补充剂的学术教材，这两本书都获过奖，但它们不是那种事无巨细的百科全书，我没有在其中枚举各种类型的维生素、矿物质、草药、氨基酸、植物提取物以及世界各地的奇珍异药。但本书的这一章节，我打算对那些能有效地改善心理健康的补充剂做一个充分的概述。

我会给出科学及医学方面的证据来说明每种补充剂对心理健康的影响。接下来的四个部分，我们会分别介绍补充剂对三个"大脑"（肠脑、头脑及心脑）及其连接轴（免疫系统、内分泌系统、内分泌大麻素系统、神经系统等）的影响。但请记住，在某种程度上，这只是一种人为的分类方式，因为这四个系统实际上始终是在协同工作、相互影响的。例如，虽然某种特定的益生菌菌株可能在肠道中发挥作用，因此我们要将它归入"肠脑"部分，但它也很可能会对"头脑"产生作用，帮助减轻抑郁症状并改善情绪。

相比于合成处方药甚至非处方药，膳食补充剂更为安全，由此而产生的不良反应及副作用都极为少见。尽管如此，这些不良反应也确实时有发生，而且基于产品配方、个人健康状况、个体用药史及诸多生活方式因素（饮食、睡眠、压力等）之间的差异，我们几乎没法预测它会带来怎样的影响。任何患有慢性病并且正在接受治疗的人，或是正在服用处方或非处方药物的人，都一定要咨询保健医生是否能将某种膳食补充剂添加到自己的日常治疗方案当中。同样，女性朋友需要注意，许多膳食补充剂还未经研究验证对孕期或哺乳期的妇女完全无害，所以，如果你正处在这类特殊时期，最好避免服用所有"草药"类的补充剂（但通常情况下我们都有合适的食疗方案可作替代，准妈妈和新手妈妈可以根据需要食用）。

对肠脑有益的补充剂

正如我们在第二章中所讨论的，作为"第二大脑"的肠脑实际上不仅要参与食物消化及营养吸收等工作，它能做的还有更多。保持最佳的肠道状态有助于维护免疫功能、炎症平衡及心理健康。以下是我给出的对肠脑有益的补充剂服用建议。

益生菌

国际益生菌和益生元科学协会将益生菌定义为"摄取适当数量后，能对宿主的身体健康发挥有益作用的活的微生物"。"益生菌"一词的含义是"促进生命"，这种讲法源于希腊语中的"pro"（表示"促进"）和 biotic（表示"生命"）。科学家埃利·梅契尼科夫（Élie Metchnikoff）在 100 年前首次发现了益生菌，并最终获得了诺贝尔奖。当时他去观察保加利亚农村地区的农民如何保持健康、抵抗疾病，尽管生活极端贫困艰苦，他们依然可以很长寿。他最终将研究成果形成理论，说明了当地人饮食中的重要组成部分，即酸牛奶／发酵牛奶与他们的健康息息相关。

自梅契尼科夫博士以后，有关益生菌的研究已经获得了长足的进步。现在，我们仍然建议大家食用酸奶、康普茶和泡菜等发酵食品（它们都含有多种益生菌混合物），来获得一些广泛的健康益处，同时我们也推荐大家服用特定的益生菌菌株，来针对性地改善自己的健康状况。例如，新兴的营养心理学领域在临床试验中向我们展示，确实存在一系列益生菌菌株能够改善人类的情绪及幸福水平，减少抑郁和焦虑指数。研究证明，对人类心理健康最为有益的三种菌株分别是：瑞士乳杆菌 R0052，长双歧杆菌 R0175 和鼠李糖乳杆菌 R0011。

瑞士乳杆菌 R0052 能够减少神经炎症、改善血清素代谢、减少焦虑、恢复认知功能、调节血清素传播，并且激活机体的抗焦虑和抗抑郁反应。

长双歧杆菌 R0175 能够减少应激反应，促进抗抑郁反应，减少焦虑，并增强认知功能。

鼠李糖乳杆菌 R0011 能够降低焦虑与抑郁，改善伽马氨基丁酸（体内主导放松的神经递质）的分泌水平。

以上只是对特定益生菌株益处的一个简单介绍，但是大部分商业产品都不会告诉你补充剂里含有哪类菌株。例如，鼠李糖乳杆菌（属）R0011（菌种）在减轻焦虑和抑郁方面效果很好，而该菌属的另一个菌种，即编号为 GG 的菌种则能缓解旅行者腹泻，菌种 LR-32 对便秘有效，菌种 GR-1 则能防治酵母菌感染。可想而知，只看到产品标签上写着"鼠李糖乳杆菌（属／种）并没什么用，你得知道这是哪种特定菌属，还得确认这个菌种已经经人体临床试验证明有效，才能通过服食它来获取特定的好处。

益生元

国际益生菌和益生元科学协会对益生元的定义是"一种有选择性地刺

激微生物的生长，进而对宿主的身体健康发挥有益作用的基质"，这意味着益生元能够"喂养和支持"益生菌，以促进其健康成长及功能发育。我们常将益生元等同于膳食纤维，但实际上只有一部分膳食纤维可以算是益生元。按照广泛的科学定义，益生元并不是非得以膳食纤维的形式表现出来，诸如多酚 / 类黄酮和酵母 / 蘑菇葡聚糖之类的植物提取物，也可以诱发益生元效应，帮助生成对肠道有益的益生菌。益生元还应该优先、有选择性地支持有益菌族（比如乳酸菌、双歧杆菌和阿克曼氏菌）的生长并且抑制有害菌族的生长。以下是经研究证明效果最好的益生元：

低聚半乳糖，低聚糖的一种。低聚糖是一组特殊的营养纤维，它天然可为肠道中优选细菌的生长提供养料及刺激因素。它能重置并增加肠道中的有益菌，保持免疫健康，并在肠道中发挥保持自然微生物组平衡的作用。这种方式既高效又自然，它能够增加肠道中的优选细菌，而这类菌种既能帮助人控制炎症，又对人的心理健康大有裨益。

异麦芽寡糖，一种特殊的天然植物纤维组合，临床研究已经证明它能改善肠道中"好"细菌的生长状况。作为一种特殊的益生元，它能刺激乳酸杆菌及双歧杆菌这类益生菌属的生长，并刺激产生短链脂肪酸。

半乳甘露聚糖又称 PHGG（部分也称水解瓜尔胶），它来源于瓜尔豆，是一种经临床验证有益的益生元纤维，有助于改善肠道内有益菌（包括双歧杆菌和乳酸杆菌）的生长及活力。半乳甘露聚糖的发酵速度非常慢，因此，相比于许多其他类型的可发酵纤维，它会产生的气体和引发的腹胀现象明显都更少（发酵表明肠道细菌会消化这种纤维并将其作为燃料来源）。

金合欢树胶也被称为"阿拉伯树胶"，它是一种从非洲、巴基斯坦和印度部分地区的金合欢树中所提取的天然汁液。晒干的树液 / 树胶被研磨成粉，这种粉末里富含有益于人体肠道中"好"细菌生长及代谢的益生元纤维。一些研究证明，同等剂量的金合欢树胶能比菊粉（另一种益生元纤维，通常提取自菊苣）产出更多的双歧杆菌和乳酸杆菌，这些菌种的增加可使胃肠道更少出现胀气和腹胀等副作用。

我尤其钟爱这些益生元纤维的一方面是，它们不仅仅能够支持有益菌的生长并促进肠道完整性，而且对心理健康的许多重要方面也能产生直接的好处。例如，人们通常认为金合欢树胶可以使人"感觉更好"，而它对于抗压力和情绪促进的具体作用目前也正在研究中。先前也都有研究证明，低聚半乳糖与半乳甘露聚糖可以改善人体的压力复原力（对健康的受压成人而言）和自闭症儿童的压力、烦躁状态及行为。想一想，自闭症是一种众所周知极难管理的肠－脑轴功能障碍，而一种"纤维"竟然具备帮助改善患病儿童行为的功能！该领域的临床研究一致认为，益生元纤维在微生物组层面产生了一致的代谢效应（增加了神经递质和短链脂肪酸的产出），这给整个神经系统及免疫系统都带来了有益的信号效应，一旦信号到达大脑，就可缓解紧张及烦躁的情绪，并且加强人的平静与专注力。这些早期发现可能具有革命性的意义——对在与自闭症作斗争的患者（也包括他们的照料者）是这样，对任何希望将自己的心理健康潜力挖掘到顶峰的个人也是一样。

后生元和阳生素

说过了益生菌（细菌）和益生元（益生菌的食物及燃料），现在我们来说另一些对肠道健康有好处的新概念：后生元（体内细菌产生的化学物，比如短链脂肪酸）和阳生素（植物提取物，如黄酮类化合物，可以帮助保护"好"细菌和诸如肌肽锌之类的营养物质。肌肽锌可以改善肠道完整性，帮助建立健康的肠道环境，以此创造出强健、多样化、复原力强的微生物群）。之前我们提过的地中海饮食模式（大量摄入色泽艳丽的高纤果蔬，同时摄入适量的优质蛋白及脂肪，并使二者保持平衡）之所以能发挥最为重要的健康益处，是因为它能为微生物群（益生菌）提供合适的纤维（益生元）及植物营养素（阳生素），进而优化健康信号分子（后生元）的代谢生产。每天，我们都在不断学习有关这个过程本身以及如何优化这个过程的知识，尽管（现在）这些听起来都很合情合理，但事实上直到几年前，知道这些的人都还很少。

目前能列出来的后生元物质清单还不多，主要是维生素（特别是所有的 B 族化合物以及维生素 K）和短链脂肪酸，比如乙酸盐、丙酸盐，尤其是能对肠黏膜和肠内壁产生积极作用的丁酸盐。丁酸盐是结肠上皮细胞（肠细胞）的主要能量来源，它能通过产生抗炎作用来维持肠道平衡。在细胞水平上，短链脂肪酸可以产生极为广泛的影响，包括抗癌及抗糖尿病，以及促进免疫系统警戒水平的普遍提升。更多地接触短链脂肪酸，尤其是丁酸盐，与较低的肠 – 脑轴功能障碍（比如肠易激综合征）发生率相关，因此，无论是制造更多的丁酸盐（通过为微生物组提供益生元纤维）还是摄入更多的丁酸盐（比如服用丁酸钙与丁酸镁的复合物作为日常补充），都对人体的健康有益。

阳生素可以帮助人们优化心理专注程度（通过大脑直接进行，通过肠道间接进行）、平衡正常的免疫 / 炎症功能，并帮助健康肠道细菌更好地生存下来。

多酚

苹果种植起源于几千年前的中亚。虽然现在的美国人所吃的大部分苹果都产自华盛顿或纽约州，但某些多酚含量最为丰富的品种依然生长在东临里海、西靠蒙古的"斯坦"地区（哈萨克斯坦、吉尔吉斯斯坦、塔吉克斯坦、土库曼斯坦和乌兹别克斯坦）。苹果是美国最受欢迎的水果，这当然是因为它们可以提供丰富的槲皮素（一种多酚，对整个肠 – 心 – 脑轴都有好处），但是，野生绿色未成熟苹果当中还可以提取出另一种多酚，这种多酚具有优化的原花青素（PACs）的一般特性，它能诱发强大的益生元效应，帮助影响和调节肠道微生物群。

葡萄籽多酚含有类黄酮，类黄酮具有许多生物特性，包括但不限于抗氧化、抗炎、抗癌、抗菌、抗病毒，它还能激发产生保护心脏、神经及肝脏的各种活动。葡萄籽内所富含的多酚类物质叫作原花青素。

松树皮多酚产自新西兰可持续森林种植园中的松树皮，这些松树的生长环境是原始且无污染的。它们所富含的低聚原花青素（OPCs）具有抗菌、抗病毒、抗癌、抗衰、抗炎和抗过敏的特性。

这三种不同类型的多酚兼具如下益处：它们对脆弱的神经元具有抗氧化/抗炎保护作用（针对"第一大脑"）；可以重塑肠道微生物组，尤其对与健康肠道内壁相关的阿克曼氏菌种具有优化作用（针对"第二大脑"）；可以改善机体能量及心脏功能（针对"第三大脑"）；可以调节免疫及神经系统功能（针对"轴"）。

锌/肌肽

锌/肌肽复合物是人体必需的一种矿物质锌和氨基酸左旋肉碱的复合物，它有助于缓解偶发的胃部不适。当锌与左旋肉碱在胃中复合之后，会以缓慢、可控的速度发生解离。因为可以长期存在于胃中，它也能够争取到较多的时间来保证对胃部的治疗效果。锌/肌肽对某些有害菌株具有"置换"作用，这也可以帮助维持整个上/中/下胃肠道的菌群平衡。通过辅助保持菌群平衡，它还能帮助维护肠道的黏膜组织，这有可能舒缓胃肠道中段（小肠）和下段（大肠）所受的黏膜刺激，进而支持整体微生物组的平衡。

洋蓟叶和生姜

朝鲜蓟的叶子（洋蓟叶）和生姜既可分开单独食用，也能结合起来一并食用，研究证明，它们对调节消化道不适及增强胃肠动力都有确切的好处。洋蓟叶可以减少胃胀及腹胀症状，此外，它还具有抗消化不良的作用（减少消化不良及消化道不适症状）。生姜可以加速胃部的排空进度，还能缓解恶心的感觉。临床研究表明，同时摄入生姜及朝鲜蓟可以提升整体消化功能，帮助调节胃肠道运动，减少胀气及腹胀的发生概率。

谷氨酰胺

谷氨酰胺是血液中含量最高的一种氨基酸，它尤其可以帮助维持肠道间的紧密连接，减少肠漏的发生。它是肠上皮细胞（肠细胞）重建及修复的主要能量来源，也是大脑中帮助记忆，负责集中注意力的重要神经递质。保持最佳的谷氨酰胺水平有助于平衡信号分子（细胞因子、神经递质和激素）的水平与活动，优化肠道细胞（肠上皮细胞）、免疫细胞（巨噬细胞）和大脑（神经元）之间的相互作用，进而提升整个肠－心－脑轴的内外部沟通效率。

番泻叶

印度当地将番泻叶用作通便剂已有数千年的历史。番泻叶具有促进肠道收缩和帮助排泄的功效。基于这点，它对缓解便秘很有好处，通常人在摄入番泻叶 6~12 个小时内就能排便。传统中医认为番泻叶能清除结肠"湿热"，帮助排出废物，所以它也常被列入各种"排毒"类的补充剂中。

芦荟叶

芦荟叶可见于全球各地的热带野外环境之中。它能增加肠道的含水量，刺激黏液分泌，增加肠道蠕动——这些作用结合在一起，使得芦荟具备了一种普遍意义上的"舒缓"功效。

黄连根

传统文化里的美洲原住民会用黄连根来帮助缓解便秘以及"清洁"血液。作为一种一般"解毒剂"，黄连根对肝脏特别有效，它有助于刺激胆汁分泌，进而帮助消化，尤其是脂肪的消化。它也可以刺激肠胃蠕动，但通常更多用于帮助缓解胃酸倒流、胃酸过多、胃灼热及消化不良等不适症状。它还可以增加胃及小肠中的消化酶来刺激这两个部分的消化功能。

牛蒡根

几千年来，牛蒡根一直是西方民间草药学及传统中医学里的一种重要植物，它的主要价值是"清洁"（支持肝脏）和消化功能。牛蒡中的高浓度纤维有助于刺激消化系统，使食物能够顺利通过肠道，进而缓解便秘，防止腹胀、痉挛和溃疡发生。牛蒡中还有一类特殊的益生元纤维就是菊粉，它能够减少肠道炎症，支持健康细菌的生长。

辣椒

众所周知，在多种传统医学体系中，辣椒果实都具有刺激循环系统和援助消化系统的功效。辣椒能加快人体淋巴及消化系统的活动节奏，它还有助于释放肠道气体，尤其有助于蛋白质的消化，而这一点可能是盐酸的分泌状况得到了改善所致。

对大脑有益的补充剂

当我们说要用补充剂来改善大脑功能的时候，大部分人会想到的是用诸如"咖啡因"这样的刺激物来帮助"增强"大脑功能。这当然是一种有效的方法，但它的有效程度也是有限的。有时我们将旨在改善认知功能、记忆力、注意力及大脑性能的其他方面的补充剂称为"益智药"。当然，最常见的益智药就是多种由咖啡因、糖、维生素、氨基酸和人工香料组合而成的能量饮料。在这里，我得说清楚我对能量饮料的看法——它们就是给傻瓜准备的。

傻瓜才喝能量饮料

我知道我不该这么轻率，但是人们每年要在能量饮料上花上数十亿美元，这在很大程度上是一种浪费，因为这些产品根本就达不到人们预期的效果，指望喝一瓶能量饮料就能改善大脑功能，就像用螺丝刀去敲钉子一样，你可以这么做，但效果不会很明显，而且你有更好的选择。使用能量饮料来改善大脑功能，就像要通过服食抗抑郁药来改善情绪一样——两种方法都不会很有效，因为你没有对症下药。抗抑郁药无法帮你"感觉更好"，它只能让你"感觉不那么糟"（因为它阻断了悲伤的感觉，但这并不等同于提高幸福感）。同样的，能量饮料中的咖啡因／糖混合物既不能帮助你的大脑更好地工作，也无法增加你的心理能量，它只能让你"感觉不那么疲劳"（因为咖啡因和糖的混合物阻断了疲劳的感觉）。这些细微的差别听起来可能有点儿像文字游戏，但它们实际上是极其重要的区别，这关系到不同化合物会如何在肠－心－脑轴上发挥作用，最终又会如何帮助我们实现心理健康的巅峰状态。

其他益智药

益智药很受欢迎，它的品类也在迅速增加，现在的益智药不仅包括咖啡因，还包括各种补充剂和药物，比如尼古丁、利他林（治疗注意缺陷多动障碍的哌甲酯）和莫达非尼（用于治疗嗜睡症）。有时人们将这些药物称为"聪明药"，现在有越来越多忙碌的学生、紧张的工人以及疲惫的母亲在服食这些药物。这类刺激剂会显著增加服食者的依赖、成瘾及严重不良副作用风险。

胆碱能药物

服用胆碱能药物是目前最为流行的提高大脑功能的方法之一，这里的用药逻辑在于提升乙酰胆碱（大脑的主要执行性神经递质，对记忆、专注、创造力和心理表现等几乎所有方面都有作用）的产量。这些补充剂大多是不同的胆碱（一种类似于 B 族维生素的基本营养素，要产出乙酰胆碱，它是必不可少的一种物质）类似物。补充胆碱，或是更稳定的一种胆碱形式——重酒石酸胆碱，的确可以促进膳食中的胆碱摄入，但它在提高心理表现上的效果似乎不如摄入胆碱化合物那么明显。比如，临床试验证明，胞苷胆碱（胞苷 + 胆碱）和 α - 甘油磷酸化胆碱（α-GPC）都可以提高专注力、记忆力以及广泛意义上的"执行功能"（广义的定义是"为达某个目标而去积极管理自我及其资源"）。

草药提取物

还有各式各样的草药提取物也被列进了益智药的名单里，因为它们能帮助提高专注力（银杏和假马齿苋属）以及减轻压力（人参和鼠尾草）。想想我们前面提过的对肠脑有好处的各种多酚类物质（可见于苹果、葡萄籽和松树皮），世界各地都将这类物质用作常规用途，以此来提高人的心理专注度（作为儿童注意缺陷多动障碍的天然治疗手段）以及缓解与老年痴呆相关的记忆问题（主要针对老年人群），所以这类补充剂不仅对"肠脑"有效，也对"头脑"有效。这是一种我们会反复重提的情况，即某种补充剂可能对肠－心－脑轴的多个部分都有多种益处，因此，我们很难将它们的功效完全限于某一个特定的"盒子"之中。

咖啡和茶

多酚是数千种相关化合物的大类，它天然存在于多种植物性食物之中，比如水果、蔬菜、草药、香料、黑巧克力和葡萄酒。但到目前为止，我们饮食中多酚含量最为丰富的其实是大部分人每天都在饮用的咖啡和茶。

咖啡和茶是全球最受欢迎的饮料（消费量分别位居世界第三和第二，仅次于水）。尽管这两种饮料能够给健康带来深远的益处——包括抗癌、抗糖尿病和抗阿尔茨海默病，但人们往往认为它们的好处首先来源于对身心双方面表现的优化（提升能量水平、专注力及警觉性）。尤其是咖啡，人们有时将它归为一种不健康的饮品（尽管它富含的多酚能支持整个肠－心－脑轴的运转），因为一旦我们摄入过量的咖啡因，就可能导致易怒、紧张、焦虑、压力、心悸及失眠症状。当然，这并不是说咖啡"不好"（实际上恰恰相反，它是世界上最健康的饮品之一），而是说我们得有意识地监控自己的咖啡因摄入量，要把这个水平控制在既能使其诱发身心方面的好处（大约200毫克/天），但又不至于造成紧张和焦虑的问题（大约400毫克/天）。

很多误以为咖啡不够健康的人士会转向茶类，因为人们普遍认为茶是很健康的。一般来说，同剂量的茶所含的咖啡因含量大约为咖啡的一半（但这在很大程度上取决于咖啡或茶的品种以及每种咖啡的冲泡方式），所以我们可以用一个非常粗略的经验法则来判断：一杯茶大约可以提供50

毫克的咖啡因，而一杯咖啡能提供 100 毫克（尽管典型的星巴克大杯茶饮大概要有 200~250 毫克咖啡因）。尤其是绿茶（野茶树），印度和中国以绿茶入药已有几个世纪的历史。绿茶中所含有的活性成分是一种多酚类物质（儿茶素），其抗氧化活性比维生素 C 和 E 强 25~100 倍。一杯绿茶含有 10~40 毫克的多酚类物质，其抗氧化活性大于一份西兰花、菠菜、胡萝卜或草莓。相关人口研究表明，由于绿茶中的儿茶素具有强大的抗氧化及抗炎活性，所以每天喝几杯茶（或咖啡）的人患炎症的风险会被明显降低，尤其是痴呆症和阿尔茨海默病。

茶氨酸

相比于咖啡，茶叶还有一个优势，就是它含有茶氨酸，这是一种对减轻压力和促进专注有深远益处的物质，它能够激发我说过的"放松状态下的警觉性"（也叫"在状态"）。对于习惯喝茶的人来说，茶氨酸所能提供的好处与绿茶中的多酚和儿茶素抗氧化剂完全不同。事实上，通过多酚的自然生产过程，茶树可以将茶氨酸转化为儿茶素。这代表着在生长季的某个阶段收获的茶叶可能儿茶素（对抗炎和抗痴呆有好处）含量较高，而在另一些阶段可能茶氨酸（对抗压和精神集中有好处）含量较高。茶氨酸的独特之处就在于，它可以充当一种非镇定型的放松剂，来帮助大脑生产 α 波。这使得茶氨酸在能有效消除紧张、压力及焦虑症状的同时，又不会让人昏昏欲睡。临床研究表明，要使其发挥效力，人每天必须要摄入 50~200 毫克的茶氨酸。一杯普通绿茶预计含有约 50 毫克的茶氨酸（功效与 50 毫克的咖啡因持平，能使人集中注意力但又不至于感到紧张及有压力）。相关研究证明，茶氨酸除了可以助人放松（对成年人而言），还能提高学习成绩和促进专注力（对学生而言）。而且，服用茶氨酸不会带来任何副作用，它不存在抗抑郁药物和草药所含的那种镇静作用，这也使得它成为人们在渴求松弛神经时会选择的主要天然物质之一。考虑到茶氨酸作为一种补充剂，对抗压与生化平衡也存在着潜在的好处，当务之急是要将这种非镇静性的放松益处与其他"放松型"补充剂，如缬草和卡瓦胡椒的镇静作用区分开来。后者实际上是温和的中枢神经系统抑制剂（对促进夜间睡眠有用，但不适合在白天使用）。

茶氨酸最独特的一个作用就是它可以增加大脑的 α 波输出。α 波是我们能用脑电图（EEG）检测到的四种基本脑波（δ、θ、α 和 β）模式之一。每种脑波都关联着大脑中的一种特定振荡电压，不同脑波还与不同的心理及意识状态相关。α 波关联的是一种"放松下的警觉"状态，当人处于深度睡眠以及高唤醒状态（如恐惧或愤怒）下的时候是不会出现这种波形的。换句话说，α 波与高水平的心理健康及身体表现相关，因此，如果想提升自己的状态，就得在清醒状态下最大限度地增加 α 波的存续时长。茶氨酸增加大脑的 α 波输出，"重新平衡"脑波模式，进而帮助我们控制焦虑，提升专注度，促进创造力并改善整体的心理健康及身体表现。调查研究清楚地表明，脑内 α 波更多的人更少产生焦虑症状，创造力强的人在面对要解决的难题时会比其他人产出更多的 α 波，顶级运动员超常发挥的时候，大脑左侧往往也会产出一阵 α 波。

抹茶

近年来，抹茶（经过干燥和粉化的全叶绿茶）在世界各地越来越受欢迎，它是一种"情绪与大脑食品"。过往研究表明，抹茶中所含有的三种成分——茶氨酸、表没食子儿茶素没食子酸酯（EGCG）以及咖啡因——会影响人的情绪和认知能力。抹茶能够提升专注力及整体记忆的速度，因此相比于普通绿茶，它能使人摄入更多的植物性化学物质。例如，研究很清楚地表明，绿茶的各个成分分别具有独特的好处——比如儿茶素中的表没食子儿茶素没食子酸酯可以促进抗炎，咖啡因能帮助唤醒，茶氨酸可助人放松，而植物化学物质的组合（如在抹茶中发现的）可在心理层面明显提升人的"注意力转换"能力，而这种能力往往与我们一整天的日常生活都息息相关（回复电子邮件、参加会议、照顾孩子、解决问题、写作、阅读、说话等）。

多酚和茶氨酸还共享着两种极其重要的优点，那就是它们都能提升大脑海马体（记忆中心）的脑源性神经营养因子水平，并减少皮质醇（应激激素）的暴露——这两者都与改善心理健康和优化大脑性能高度相关（有关脑源性神经营养因子的更多内容将在后面介绍）。

支链氨基酸（BCAA）

继续来说像咖啡和茶这样的"大脑食品"，事实上，诸如茶氨酸这样的氨基酸也属于"大脑食品"。现在我们来看看构成"支链氨基酸"（BCAA）的三种必需氨基酸：缬氨酸、亮氨酸和异亮氨酸。支链氨基酸可见于高蛋白食品中，比如牛肉、鸡肉、火鸡、鸡蛋和牛奶，但它们也可见于植物衍生蛋白质中，比如大米、麻类植物、豌豆和鹰嘴豆（我的最爱）中。科学研究已经证明：补充足量水平的支链氨基酸可以增加耐力、减少疲劳、改善心理表现、增强能量水平、防止免疫系统抑制并对抗剧烈运动后肌肉及肠道内壁的分解代谢（分解）。针对运动员的诸多研究已经证明，支链氨基酸可以维持血液中谷氨酰胺的水平。免疫系统细胞和肠壁细胞（肠上皮细胞）将谷氨酰胺用作燃料。当人处于剧烈运动及压力之下时，谷氨酰胺的水平通常会急剧下降，进而消解免疫 / 肠道细胞的主要燃料来源，导致免疫系统活动受到普遍抑制，增加感染风险及诸如肠漏之类的肠道相关问题。通过补充谷氨酰胺、支链氨基酸或综合服用二者，不仅能够避免上述问题，还能获得一个现成的燃料来源，直接改善整个肠－心－脑轴的新陈代谢，从而收获卓越的心理健康状态。人在高压状态下经常出现皮质醇上升及睾酮下降的现象，比如运动员正进行紧张的训练，工人面临最后完工节点以及护理人员睡眠不足这些情况。相关研究也已证明，支链氨基酸补充剂有助于抵消这些变化所带来的影响。

南非醉茄

南非醉茄是一种产自印度的草药，有时它也被称为"印度人参"——之所以这么叫不是因为它分属人参家族，而是因为它具有促进能量和抗压的功效，这一点与名声更大的亚洲人参以及西伯利亚人参相似。在印度（阿育吠陀）医学中，它的传统用途是在压力及衰老期"平衡生命力"，这有点儿类似传统中医会使用冬虫夏草来"恢复元气"，也有点儿像现代营养心理学中会摄取许多"适应剂"来复原生命力。人们认为，这种植物中的活性成分（醉茄内酯）对压力状态具有镇静功效，这可能说明了我们可以将它当作压力状态下的一般补品来食用（主要起到平复作用），也可以用它来治疗失眠（主要起到放松作用）。

厚朴树皮

厚朴树皮（凹叶厚朴）是一种传统中药，自公元 100 年以来，中医一直用它来治疗"气滞"，即我们在西医中所说的活力不足或是倦怠。厚朴树皮的提取物富含两种联苯化合物，即厚朴酚和花柏酚，科学家们认为这两种化合物有助于激发厚朴树皮抗压及降低皮质醇的主要功效。日本和美国的研究人员已经证明：厚朴酚和花柏酚可以调节大脑中各种神经递质和相关酶的活性（增加胆碱乙酰转移酶的活性，抑制乙酰胆碱酯酶，增加乙酰胆碱的释放），进而使人具备强大的"精神敏锐度"，因此，它当之无愧为效果极佳的"益智药"类补充剂。大量动物研究表明，花柏酚在被高剂量摄入时可发挥中枢神经系统抑制剂的作用，而在低剂量摄入时则可充当抗焦虑剂（抗焦虑和抗压力）。这意味着，小剂量、标准化地摄入花柏酚可以帮助一个人"减压"，而当服食剂量更大的时候，它就可能会让你睡着。相比于安定（地西泮）一类的药物制剂，花柏酚的抗焦虑效果同样出色，但其镇静功能却似乎不那么强。至少有 6 项动物研究已经证实了这一结论，即按照标准化的方式摄入厚朴树皮提取物可以稳妥地控制日常压力所造成的有害影响，而且这种方法也不会带来镇静神经药物所有的副作用。

藏红花

西班牙和澳大利亚的研究人员表明，藏红花对抑郁和焦虑的青少年有好处，它也能改善成年人轻到中度的压力、焦虑及抑郁症状。其他研究已经证明，藏红花提取物与药物哌甲酯（利他林）在治疗儿童（6~17 岁）注意缺陷多动障碍方面同等有效。这一点很重要，因为在所有接受兴奋剂治疗的注意缺陷多动障碍患儿中，有多达半数的人无法忍受其副作用。此外，伊朗研究人员还发现藏红花提取物在治疗成人的轻、中度抑郁症方面与氟西汀（百忧解）同样有效。藏红花中的主要活性化合物与许多心理健康相关行为的广泛改善有关，包括使神经递质活动正常化（血清素、多巴胺、去甲肾上腺素、伽马氨基丁酸）和整体的神经保护（减少氧化压力、炎症压力及皮质醇暴露）。

藏红花可能是经最高级别科学检验过，对特定的心理健康问题有益的一种烹饪调味品了，尤其是在治疗抑郁症和注意缺陷多动障碍方面。紧随其后的就是鼠尾草（对提升抗压力和改善痴呆患者的心理专注度有效）。其他调味品因其所具有的强大的抗氧化及抗炎作用，也能在普遍意义上支持大脑的整体功能，如迷迭香（改善记忆）、丁香（缓解焦虑）、牛至（缓解疲劳）和圣罗勒（舒缓压力）。

番石榴叶

番石榴叶的发音是"瓜优莎叶",它是一种亚马逊常绿植物,原产于南美洲,尤以厄瓜多尔和秘鲁的亚马逊上游地区为盛。番石榴叶含有少量的天然咖啡因以及与之平衡的各种多酚类物质、类胡萝卜素以及十几种氨基酸。这种独特的营养素组合创造了一种洁净且集中的能量,原住民使用者认为这有助于他们"与宇宙发生联系"——可能指的是现代营养心理学家所说的"心理意识"。传统原住民狩猎者将番石榴叶称为"守夜人",因为在夜间狩猎前食用这种物质能让他们清醒、警惕并对周围环境保持警觉。

石榴提取物

在你可以添加到自己饮食的列表当中,石榴提取物可能是"最聪明的水果"之一了,因为它可以优化肠-心-脑轴所有区域的功能。尤其值得一提的是,研究证明,石榴提取物可以增强大脑的整体激活度,使大脑血流速度更快,同时刺激海马体(大脑中涉及记忆的区域)的双侧激活。目前研究正在探索的一系列石榴化合物中有一种叫作安石榴苷的化合物,早期证据显示,这种化合物具有改善记忆和减缓阿尔茨海默病及帕金森症病程进展的功效。有趣的是,广泛石榴成分的协同作用似乎优于单一成分的独立作用,特别是在刺激神经元生长和整体的大脑可塑性两点上。

松树皮提取物

松树皮提取物是一种富含多酚的物质,我们在前面提到过,它对肠脑有好处,但我们在这里再次提起它,是希望说明它对大脑也有深刻的益处。松树皮富含一种名为低聚原花青素的多酚,研究证明,它能加速受损神经元的修复并恢复整个大脑神经网络间的连接,这对治疗注意缺陷多动障碍(让大脑能够更好地集中注意力)和修复脑创伤(比如脑震荡)后所造成的认知损伤都很有效。在新西兰，松树皮常被用作儿童及成人注意缺陷多动障碍的一线治疗药物，临床研究显示，患者在服食之后，工作记忆、认知功能及整体心理表现都有改善。北美洲、中美洲、欧洲、亚洲和新西兰的不同品种的松树中都能提取到这种物质。我更喜欢用的品种是生长在中美洲和新西兰某些地方的蒙达利松，因为原材料的纯度最高，而且提取方法简单，只需要用水来浓缩原花青素即可。

罗布麻

罗布麻是一种小型灌木，它的叶子可以制成一种茶，这种茶在中国特别受欢迎，传统中医将其入药已有数千年的历史（药物"罗布麻叶"）。人们通常将罗布麻称为"剑叶毒狗牙"，它具有"舒缓神经、平肝、散热"（这都是传统中医对缓解抑郁、减轻炎症及改善情绪功效的多种略有差异的解释）的功效。关于罗布麻的最早使用记录可追溯到明朝，相关文本内容可见于 15 世纪的古中草药书《救荒本草》。同样写于 15 世纪的《本草纲目》指出，这种草药能利尿，进而消除体内"湿气"（水潴留）。中国将其称为"罗布麻"，《中华人民共和国药典》在推荐它时，称其具有西方社会所说的抗压及提升情绪的广泛作用。古代文献中也有记载，罗布麻可以用于治疗神经衰弱（焦虑和抑郁）、心悸、失眠及高血压，它甚至还能解尼古丁的毒，因此它对帮助戒烟和减少使用其他成瘾物质也有潜在好处。罗布麻之所以能起到这方面的效果，应该是依靠伽马氨基丁酸和 5- 羟色胺，这两种神经递质中的主要生物活性化合物包含槲皮素和金丝桃苷。

卡纳

卡纳（扭曲松叶菊）绝对是我喜欢的天然成分之一，它能减轻压力、提升情绪，对增强抗压能力尤其有用。卡纳是一种类似仙人掌的小型多肉植物，非洲南部的科伊人用它来止痛（缓解疼痛）、镇静、补身（能量/体力）以及提振情绪。在传统用法中，卡纳的制备干燥植物材料会经历咀嚼、熏制或研磨成末的流程，再作为鼻烟来使用。它也可以用作茶或酊剂。人们通常会在认知上遭受巨大压力的时候使用卡纳，比如狩猎期间，卡纳会展现出明显的"适应性"特性。我们知道，日常摄入低剂量卡纳只会对身心造成非常细微的影响，它会使人在产生宁静感觉的同时还能提高警觉性和意识；而摄入较高剂量的卡纳则会使人产生短暂的欣快感。作为一种日常的抗压补充剂，卡纳可以提供广泛的健康益处，包括提振情绪、使头脑清晰、改善注意力和记忆力、增强能量及动力水平、降低压力激素水平并减少日常焦虑。卡纳中富含丰富的碱类物质（松叶菊碱、松叶菊酮碱等），研究证实，这些物质可以诱发多因子机制，进而极大地提振个体的情绪水平及抗压能力。我们还知道，卡纳可以影响大脑的杏仁核（负责情绪处理和恐惧/压力反应的中心脑区），并且调节5-羟色胺、伽马氨基丁酸、多巴胺、乙酰胆碱和去甲肾上腺素的作用路径。这使得卡纳在对心理健康产生益处的天然成分当中拥有了独特的一席之地，因为它在整个心理健康连续谱中都能发挥作用，无论是应对抑郁与焦虑（帮助你重回正常体验），还是缓解压力与疲劳（让你像之前一样感觉良好），又或是从坏状态中恢复过来甚至优化自己的身心状态（帮助你"提升"到过去似乎无法抵达的心理健康及身体性能高峰状态）。

玉米草

玉米草（玉米须），顾名思义，就是长得像玉米类植物的草。如果你曾在当地的冰沙店看到过冰草，那你应该就看到过"单子叶植物草"，它含有一种专门的植物营养素（甲氧基苯并恶唑啉酮，或MBOA），可以调节日间的5-羟色胺水平（用于改善情绪）和夜间的褪黑素合成（用于改善睡眠质量）。临床试验已经证明，玉米草既能解决精神及情绪失衡问题，又能改善睡眠，且效果比基于褪黑素的各种睡眠辅助手段更优。我不太欣赏用合成的褪黑素补充剂来促进睡眠的方式（尤其对儿童与青少年而言），因为褪黑素只会对大约半数的使用者起效，而即便是那些能见效的人，在醒来之后往往也都会出现"褪黑素宿醉"的现象，因为经过一整夜的睡眠，他们的身体还没有完全代谢掉褪黑素，所以这起床后的半天，拜褪黑素所引发的脑雾所赐，他们都得昏昏沉沉地度过（这可不是他们吃药的初衷）。此外，定期或是频繁服食褪黑素补充剂也会使机体产生依赖，长久下去，你的身体就不会再自行分泌褪黑素了，非得靠着吃补充剂才能在夜间入睡。玉米草可以帮助你的身体及大脑按需、自然、适时、适量地生产褪黑素。研究证明，这可以将快速眼动期（大脑修复期）和深睡眠（身体恢复期）的时长提高 40% 之多。结合摄入玉米草和少量天然草本加纳籽种可以自然生成 5- 羟基色氨酸（5-HTP），这是生产血清素和褪黑素所必不可少的物质，它还能与维生素 B6、维生素 C、锌、镁等营养辅助因子协同作用，优化血清素 / 褪黑素的代谢。天然草本加纳籽种原产于非洲西部和中部地区，当地人将其当作药物使用，以此治疗各种压力性疾病。我经常推荐大家结合服食玉米草和天然草本加纳籽种，这不仅能提高睡眠质量，还能解决与压力相关的失衡问题，包括失眠、抑郁、焦虑、嗜糖和疼痛（包括纤维肌痛和偏头痛）。

芦笋提取物

芦笋提取物中富含一种独特的植物营养素，这种营养素能够帮助人体创造热休克蛋白 70（Hsp70），这是一种细胞蛋白，有助于保护细胞（尤其是脆弱的神经元）免受压力、修复受损细胞以及平衡炎症细胞因子反应。遗憾的是，人体对于各种压力源的热休克蛋白反应会随着年龄的增长而减少，但即便如此，这也已经是最能为人所控的"抗衰"途径之一了。我们可以通过积极的管理，来让自己在年岁渐长的同时也能保持身心健康。临床研究表明，日本芦笋提取物可以明显增加热休克蛋白 70 的表达，它还能有效地改变压力反应、改善睡眠质量并且提高心率变异性（这里又给了一个例子，用来说明对"大脑"有益的补充剂也能对肠－心－脑轴的其他部分发挥重要作用）。

对心脑有益的补充剂

我们在想到"心脏健康"补充剂时，往往都倾向于摄入那些降低胆固醇的补充剂，比如燕麦麸和车前子纤维，或者是那些能改善心脏收缩功能的补充剂，比如辅酶 Q10、肉碱和核糖。这都属于合理选择，但是假如我们特别关注心脏作为"第三大脑"的身份，特别重视它对心理健康的价值的话，我们要考虑的反而是心脑向头脑和身体其他部位发送了哪些电磁信号。我们还得把能帮助控制炎症的补充剂算进去，因为炎症细胞因子是由心脏通往大脑的主要信号通路之一，它与心脏功能直接相关。因此，尽管我们也可以把炎症联级反应视为肠－心－脑轴当中"轴"部分上的一个通信系统，但我还是要在与心脑相关的这个部分里对它做些介绍。

必需脂肪酸

所谓必需脂肪酸，指的是两种类型的脂肪酸——亚油酸和 α－亚麻酸——人体无法自行合成这两种脂肪酸，所以必须从饮食中摄取（维生素和矿物质也算是"必需"的，因为人体没法制造这两种物质，但又必须持续地消耗它们）。细胞因子化合物有助于调节炎症、凝血功能、血压、心率、免疫反应及其他广泛的生物过程，包括透过血脑屏障接收信号，而要生产细胞因子，是离不开这些必需脂肪酸的。亚油酸属于 Ω-6（n-6）脂肪酸。它可见于植物油和坚果油中，比如葵花籽油、红花油、玉米油、大豆油和花生油。大部分美国人摄入的 Ω-6 油类含量都足够了，因为他们吃了很多的人造黄油、沙拉酱还有加工过的方便食品。α-亚麻酸属于 Ω-3（n-3）脂肪酸。要补充这种物质，最好就是吃亚麻籽油（51% 的 α-亚麻酸）、大豆油（7%）、核桃油（7%）、菜籽油（9%）以及从菜籽油中提取的人造黄油。例如，1 汤匙的菜籽油或是菜籽人造黄油就可提供大约 1 克的 α-亚麻酸。

假如回溯一下人类饮食的进化史，你会发现过去的人在摄入 n-3 和 n-6 两种脂肪酸的时候，比例是更均衡的。在过去一个世纪里，现代人类的饮食严重依赖植物油中的脂肪物质，这使得我们对 n-6 和 n-3 脂肪酸的摄取比例从以前的 1∶1 上升到了现在的 20∶1 或是 30∶1。这种高度失衡使得人产生炎症反应的机会大大上升了。n-3 脂肪酸的生物效应与 n-6 脂肪酸刚好相反，也就是说，多摄入前者，可以促进抗炎、抗血栓以及血管扩张，这些都能缓解心脏病、高血压、糖尿病以及诸如纤维肌痛、类风湿性关节炎、溃疡性结肠炎以及抑郁症之类的炎症反应。亚油酸（n-6）在体内被代谢成花生四烯酸，这是一些特定的"坏"细胞因子的前体，它们会引发血管收缩、血压升高及疼痛性炎症，而二十碳五烯酸（EPA）和二十二碳六烯酸（DHA）这两种 n-3 脂肪酸是抗炎前列腺素的前体，它们能够对抗 n-6 脂肪酸所引发的那些炎症。近期研究表明，食用 α-亚麻酸和其他种类的 n-3 脂肪酸可以产生广泛的抗炎作用，这是因为二十碳五烯酸与二十二碳六烯酸的合成协同发挥了作用。鱼油中含有大量的这两种物质，该领域的大部分研究都是通过服食不同浓度的鱼油来证明必需脂肪酸对健康大有裨益。一些证据表明，鱼油和亚

麻籽中的 Ω–3 脂肪酸能够降低个体对压力的感知，而按照 5：1 的比例摄入二十碳五烯酸与二十二碳六烯酸最能提高抑郁和焦虑的个体心理健康指标。

鱼油

要摄入 Ω–3 脂肪酸，最好就是多吃鱼类，如鳟鱼、金枪鱼、鲑鱼、鲭鱼、鲱鱼和沙丁鱼，每 85~113 克这些鱼类里的 n–3 油含量大约为 1~2 克。按照科学建议，每人每天至少要摄入 4~5 克亚油酸（但不超过 6~7 克）和 2~3 克 α–亚麻酸。通常并不需要专门服食营养品去补充亚油酸（n–6），但为了平衡正常的炎症反应，建议每人每天补充 4~10 克的 α–亚麻酸（n–3）或 400~100 毫克的浓缩二十碳五烯酸 / 二十二碳六烯酸补充剂。除了鱼油之外，其他植物油中也富含丰富的必需脂肪酸，包括亚麻籽、琉璃苣籽和月见草。

月见草油

月见草油（EPO）最常用于缓解与"女性健康"相关的炎症反应，如经前综合征（PMS）、乳房纤维囊性症状和更年期症状，像是潮热等。在生化层面上，这些症状都与过度的炎症反应有关。月见草油中含有一种独特形式的亚油酸，即 γ–亚油酸（GLA），它对控制炎症有非凡的意义。人体从亚油酸中合成 γ–亚油酸，其含量可占到整个月见草油补充剂的 8%~14%。γ–亚油酸是前列腺素 E1（PGE1）的前体，研究证实，一些患有经前综合征和周期性乳房疼痛的女性前列腺素 E1 水平不足。因为前列腺素 E1 水平的降低会增加催乳素对乳房组织的疼痛诱导作用，所以人们认为它可能是许多与经前综合征相关的症状出现的主要原因。

琉璃苣籽

琉璃苣籽也是 γ – 亚油酸的丰富来源（占总油含量的 20%~30%），它的药用价值已在抗炎活动、免疫系统调节、特应性湿疹（皮肤细胞过度增生）的处理和其他皮肤疾病等方面得到了证实。研究表明，患有活动性类风湿关节炎（一种炎症）的人在连续 6 个月每天服用琉璃苣油补充剂后，其症状得到了改善。

亚麻籽油

亚麻籽油，顾名思义，就是从亚麻类植物的种子里榨出来的油。亚麻籽通常被用作必需脂肪酸 α – 亚麻酸（ALA）及亚油酸（LA）的提取来源。亚麻籽油中大约有 57% 的 α – 亚麻酸（一种 Ω–3）和 17% 的亚油酸（一种 Ω–6）。α – 亚麻酸可以转化为二十碳五烯酸和二十二碳六烯酸，这些脂肪酸是抗炎症前列腺素的前体。经常食用亚麻籽能改善血液中 Ω–3 和 Ω–6 的比例，而这两种脂肪酸的比例是否合宜，可能会影响到机体的保护机制和炎症的缓解状况。一些关于亚麻籽油的动物和人类研究表明，在补充了亚麻籽油之后，生物体内的促炎症标志物（肿瘤坏死因子和白细胞介素）有显著和一致的减少。

生姜

在历史上，生姜一直被用来辅助治疗许多胃肠道疾病、缓解关节的炎症反应，并作为一般的"心脏补剂"来减少疲劳症状。生姜中活性最强的化学物质叫姜辣素，这也是这种根类植物里最突出的一种芳香族化合物，人们认为，生姜之所以能够抑制与骨关节炎疼痛和炎症相关的物质产生，就是因为有姜辣素。吃生姜可以减少与过度炎症和疼痛相关的炎症性血栓素化合物的产生。在对骨关节炎和类风湿性关节炎患者进行的研究中，一半以上（55%）的骨关节炎患者和近 3/4（74%）的类风湿性关节炎患者在补充生姜后疼痛感得到了明显的缓解。

姜黄

姜黄的拉丁文植物名称是 Curcuma longa（有一种由姜黄所制成的调味品叫"姜黄素"，就是得名于此），它也是姜属植物中的一员（姜科）。姜黄作为一种传统药物，具有消炎、抗氧化和镇痛（缓解疼痛）的功效。科学家们目前正在深入研究姜黄的抗炎作用及其潜在的抗癌效果（如果将癌症视为一种由过度炎症和过低的免疫警觉性所引发的疾病，这就是有意义的）。姜黄中的主要活性化合物是类黄酮姜黄素和相关的"姜黄素"化合物，它们具有强大的抗氧化、抗炎和化学预防（抗癌）作用。因此，从理论上讲，含有姜黄的补充剂有望对关节炎、癌症和心脏病等疾病产生有益影响。在广泛的动物研究中，姜黄提取物已被证明能明显减轻由关节炎所引发的身体疼痛以及由抑郁所引发的精神痛苦。

乳香属

乳香植物（Boswellia serrata），又称乳香，它会产生一种树液，传统印度医学中用它来治疗关节炎、炎症及情绪紊乱等疾病。乳香中负责抗炎活动的主要化合物是乳香脂酸。这种化合物能够干扰导致炎症和疼痛的酶的产生。作为一种温和的抗炎药物，乳香树脂的药用史既安全又有效，它能减轻疼痛、缓解僵硬，促进活动能力的提高，而且不会产生合成抗炎药物通常报告的许多相关胃肠道副作用。一些研究表明，乳香脂酸的抗炎活性与布洛芬和阿司匹林等常见的非处方药等效。

肉豆蔻

你最初知道肉豆蔻，可能是因为听说过它是一种"节日香料"。这是一种从印度尼西亚雨林（"香料群岛"）原产的常青树的种子中提取出来的物质。肉豆蔻种子里的芳香油是这种草药能发挥功效的关键成分，它能用于治疗各种肠－心－脑轴的功能障碍，包括感染、抑郁、性欲低下和诸如胀气及便秘之类的消化系统问题。

黄芪

传统中医里将一种豆科植物的干燥根称为"黄芪"。黄芪的根部十分神奇，它是一种带有甜味的"温性"滋补药材，主要作为温和的活力刺激剂和免疫增强适应剂来使用。黄芪中有很高含量的三萜皂苷（黄芪皂苷），除此之外，它还含有多糖葡聚糖和杂聚糖，这更增加了黄芪的"益气"（气＝生命力）功效，使其能够提升身心的双重抗压能力，进而安定心境，保持积极的情绪状态。

茯苓

茯苓是一种药用真菌，传统中医里叫它"茯苓"，它有"不死真菌"的称号。茯苓的主要成分是一种以 β－葡聚糖的形式表现出来的独特多糖，下一节会讲到对"轴"，特别是免疫系统有好处的补充剂，到时候我们还会详细地提到这种多糖。科学研究报告了茯苓多糖所具有的多种生物功能，如抗氧化、抗高血糖、舒缓胃痛、抗炎、抗癌和免疫调节。传统中医所说的"神"大概就是指"心灵"或"精神"的概念，中医认为茯苓能够针对"神"所受到的干扰发挥作用，进而缓解压力，使服食者的身心变得平静，也就是所谓的"宁神"。

菠萝蛋白酶和木瓜蛋白酶

"蛋白质分解"是一种笼统的称法，它指的是消化蛋白质的酶。蛋白分解酶——如菠萝蛋白酶（来自菠萝）和木瓜蛋白酶（来自木瓜）——可作为消炎剂和止痛剂作用于人体，它们对加速运动员的运动损伤恢复以及包括心脏手术在内的术后组织修复都很有效。一些临床试验表明，蛋白分解酶可以帮助减少炎症，加快瘀伤和其他软组织损伤的愈合，并减少身心压力事件后的整体恢复时间。

橘皮

包括橙子、橘子、葡萄柚、柠檬和酸橙在内的各种柑橘类水果的果皮中含有一类叫做多甲氧基黄酮（PMFs）的独特黄酮类化合物——它们分别是橘皮素、甜橙黄酮和川陈皮素。多甲氧基黄酮代表的是一类从柑橘皮中提取的"超级类黄酮"，它们对身心双方面抗压力的提升效果大约是其他类黄酮的 3 倍。多甲氧基黄酮，顾名思义——相比于"普通"的黄酮，它有一些额外的"甲氧基"基团。所有的类黄酮都具有强大的抗氧化和抗炎活性，但多甲氧基黄酮在减少压力激素和恢复压力复原力方面的能力要比其他类黄酮强出 3 倍左右。我们的研究小组做了全球首创的尝试，研究人员使用从柑橘皮中提取出的多甲氧基黄酮来恢复压力激素平衡，同时也促进血糖控制并帮助被试减肥。在几项研究试验中的部分阶段，我们向一组中度紧张且体重超标的被试者提供了多甲氧基黄酮的补充剂（与东革阿里的根部提取物结合服用，后面会介绍）。6 周过后，被试者的皮质醇水平降低了 20%，体重降低了 5%，体脂降低了 6%，腰围减少了 8%。另一项为期12 周的长期研究效果更好，被试者的胆固醇降低了 20%、心理活力增强了25%、疲劳程度降低了 48%，除此之外，其睾酮水平和静止代谢率也恢复并维持在了减重前的水平（当我们预计它们会下降时），研究认为这也是多甲氧基黄酮所带来的额外益处。

东革阿里

　　东革阿里是马来西亚的一种根类植物，它能通过自然途径将不够理想的睾酮水平恢复到正常范围。因其具有提升能量的作用，它也收获了"马来西亚人参"的美誉。对于所有受慢性压力（皮质醇水平提升，睾酮水平降低）困扰的患者而言，它也是最好的一线治疗方法【有可能优于服用合成药物，如脱氢表雄酮（DHEA）补充剂或局部注射睾酮】。传统的马来西亚医学用它来抗衰，因为它对恢复个体能量水平和精神面貌有积极作用。东革阿里中含有一组叫作"东革阿里肽"的小肽物质（短蛋白链），它们具有改善能量水平和性欲的作用。东革阿里之所以能"促进睾酮提升"，似乎并不是因为它刺激了睾酮的合成，而是因为它提高了性激素结合球蛋白中"自由"睾酮的释放率。这样一来，与其说东革阿里是睾酮的"助推器"，不如说它是正常睾酮水平（指人体已经生成并需要释放出来以保持机体活力的睾酮水平）的"守护者"。这意味着东革阿里对睾酮水平不佳和活力低下的人特别有益，包括那些为了减肥而节食的人、中年人（因为 30 岁后个体的睾酮水平就会下降）、压力大的人、睡眠不足的人以及可能有过度训练风险的高危运动员。睾酮水平不佳也是心脏疾病发生和发作的主要风险因素，因此保持合理的睾酮水平对"心脏健康"有多方面的好处。

人参

　　人参可能是最为出名的适应剂了（一种帮助身体"适应"由慢性压力所导致的生化失衡的草药）。目前市面上能找到的人参有西洋参和西伯利亚人参（不是真正的人参，更多信息见下一段）等。各类人参中都包含一些相同的化合物，但比例略有不同，因此它们对抗压力和心理健康所产生的功效也略有差异。大量动物和人类研究表明，不同类型的人参都能提升能量和耐力水平，改善心理功能（学习和迷宫测试），并提高机体对各类压力（包括病毒、细菌、运动过度及睡眠不足）的整体抵抗力。相关人类研究表明，在补充了一个月的人参之后，人体的免疫功能得到了改善，感冒和流感的发病率降低。在一些研究中，人参类的补充剂也能给处于压力之下的志愿者带来心理功能方面的好处，例如改善抽象思维的形成能力、缩短反应时长，以及提高被试者在记忆力和注意力测试中的得分。

西伯利亚人参

西伯利亚人参也被称为刺五加，它不是真正的人参，而是人参的一种近亲属系，因为它也能促进能量水平的提升。尽管西伯利亚人参在刺激能量提升方面具备更强的功效，但它在平衡适应方面却能力欠佳，人们还是习惯将它当作人参的平替产品来使用。如果你只是需要提升能量，吃一些也无妨。它还经常被用来提升运动员的运动表现，因为它能促进剧烈运动后的能量恢复，这有一部分可能是因为它强化了对肌肉（包括心脏）的氧气输送过程。

冬虫夏草

如果以重量来计算的话，冬虫夏草应该比黄金还要昂贵。它是一种中国菌类，几个世纪以来人们一直用它来缓解疲劳、增加体力、改善心肺功能和恢复元气（生命力）。在古代，冬虫夏草只有春天时到海拔 4200 米以上的高寒山区才能采收得到，所以在当时，也只有特权阶层（皇帝和他的高级官员）才有机会享用得到。一些关于冬虫夏草的研究显示它能改善心肺功能，这表明运动员可以通过服食它来提高吸收和使用氧气的能力并从中受益。一些针对压力人群的研究显示，在补充冬虫夏草后，他们的性欲增加，睾酮水平也得到了恢复（从低到正常）。被试者在经历压力事件的时候，皮质醇水平上升，而睾酮水平下降，而通过服食冬虫夏草，可以使被抑制的睾酮水平正常化，这有助于将皮质醇与睾酮的比例调节到一个较低（和较为健康）的区间。经确定，冬虫夏草中至少有两种化合物——即虫草素（3'-脱氧腺苷）和虫草酸（甘露醇）——可以提高机体的能量和耐力。研究表明，给动物喂食冬虫夏草可使它们肝脏中的三磷酸腺苷（ATP）水平提高 45%~55%，这对提高它们的能量状态和激发其身心表现的潜力有好处。此外，被喂食过冬虫夏草的小鼠能在极端缺氧的环境下更有效地利用氧气（效率增加 30%~50%），也能更好地容忍酸中毒和缺氧所引发的不适，其生存率也比对照组多出 2~3 倍。在一些主要针对中国老年疲劳患者的临床研究中，补充过冬虫夏草的患者报告说他们的疲劳程度、耐低温能力、记忆和认知能力以及性欲都有明显改善。患有呼吸系统疾病的患者也报告说感觉身心双方面都更强健了。最近，在美国运动医学学院的年度科学会议上提出的一项小型研究表明，冬虫夏草可以明显增加生物的最大摄氧量和无氧阈值，也就是说他们的心肺功能增强了，这也会带来运动和抗疲劳能力的改善。

红景天

红景天是生长在中国西藏和西伯利亚北极山区的一种植物。该植物的根也被称为"北极根"或"黄金根"。几个世纪以来，人们一直用红景天来治疗感冒、延年益寿，并提高身体对身心压力的抵抗力。它通常被视为一种适应性药物（就像人参），可以用来振奋身体和精神，增加机体对多种压力的抵抗力。红景天中的主要活性成分是肉桂醇苷、络塞琳、松香以及红景天苷。在一项临床试验中，红景天提取物有效地减少或消除了 65% 的研究对象的抑郁症状（相比于任何处方抗抑郁药物，这都是一个显著的有效比率）。在另一项研究中，75% 患有性功能低下障碍的男性报告说，在使用红景天提取物治疗三个月后，其性功能有所改善。另一项针对夜班医生的研究表明，在补充红景天两周后，医生们的联想思维、短期记忆、注意力和视听感知速度都得到了明显改善。还有人对处在长达 20 天的紧张考试周期内的学生做了研究，结果表明，每天补充红景天可以缓解学生的精神疲劳并提升他们的健康状况。总的来说，红景天极具适应剂价值，特别是在提高机体对身心压力的处理能力方面。特别值得一提的是红景天还能提高身体吸收和利用氧气的能力——与冬虫夏草的作用类似——这可能也解释了这种植物为什么会有非刺激性"提神"作用。红景天通常被称为"穷人的冬虫夏草"，因为在古代故事中，中国的平民会使用红景天来获取能量，因为这种植物在农村地区随处可见，而只有皇帝及皇亲国戚才能接触到稀有的冬虫夏草。

虾青素

虾青素是一种从海洋藻类中提取出的类胡萝卜素。正是因为有了这种物质，虾（以及吃虾和藻类的粉红色火烈鸟）看起来才是粉红色。作为补充剂的虾青素可以促进大脑健康，为心血管提供支持，减少氧化压力标志物，并改善认知功能。最近的临床试验表明，虾青素对心 - 脑轴特别有好处，在服食虾青素补充剂一个月后，被试者最大耐力强度下的心率得到了提升（"生理"层面的心脏受益），情绪状态参数也被优化了（"心理"层面的大脑受益）。过往研究认为补充虾青素可以改善与心脏健康（抗氧化、脂肪氧化、耐力、抗疲劳）和大脑健康（神经炎症、认知、抗抑郁 / 抗焦虑）相关的生物指标，而最新的研究结果表明，通过自然途径补充虾青素对心理生理学角度上的整个"心 - 脑轴"都有好处，它还能同时改善机体的身心健康状况。

黑小茴香籽油

又叫"黑种子"（黑种草），传统中东医学将它称为"不朽的种子"，它能维持健康的血糖和胆固醇水平（都与好的心脏健康状态有关），增强记忆和认知能力（这显然与良好的大脑健康状态有关）。此外，它还会对和心脏病风险相关的几个参数产生有利影响，包括降低总胆固醇和低密度脂蛋白胆固醇、减少炎症、降低血压，以及减少斑块的形成。最近的研究表明，综合摄入黑小茴香籽油和 Ω−3 脂肪酸（鱼油）或是虾青素，可以强化其抗炎和抗氧化的功效，而不仅仅是产生简单的累加效应。

棕榈果提取物

棕榈果生长在世界各地的热带地区，如马来西亚、印度尼西亚、尼日利亚以及墨西哥。它的主要种植价值就是含油量高，除此之外，它还含有非常独特的水溶性多酚（莽草酸和几种衍生物），可以帮助机体达到最佳的总心排血量，减少心脏的工作量或压力，减少氧化和炎症压力，帮助保持精神健康。针对动物的临床研究已经证明了棕榈果实生物活性物（PFBs）具有强大的抗氧化特性，其中包括特异性 II 相解毒酶的上调和活性氧水平的降低，它还能增加细胞内谷胱甘肽和血红素加氧酶的水平，而这两者都能深度保护脆弱的心脏和脑细胞免遭细胞应激。

随着年龄的增长，人的大脑功能会逐渐下降，并因此患上痴呆症和阿尔茨海默病，而导致这一切的罪魁祸首可能是 β − 淀粉样肽。一些动物临床研究证明，棕榈果实生物活性物可以抑制 β − 淀粉样蛋白的聚集，进而有可能保护大脑免受因老化所引起的损害。棕榈果实生物活性物还能提高一氧化氮合成酶及一氧化氮的水平，促进血管扩张；提高到达心脏、肌肉和大脑的氧气输送效率；全面改善机体的身体表现和心理健康。最近，研究者对中度受压的被试者开展了临床试验，结果表明，补充过棕榈果实生物活性物的被试者，其氧化还原潜能急剧提升，这表明该物质不仅能直接保护细胞免遭压力侵袭，而且还能增强细胞的内部自保机制。此外，在补充该物质之后，被试者的脑源性神经营养因子水平也提高了 22%。脑源性神经营养因子是使神经元具备可塑性的主要因素，随着心境和记忆水平的提升，被试者的心理情绪状态也得到了实质性的改善（抑郁指数降低 50%，疲劳指数降低 25%），这表明棕榈果实生物活性物中多酚类物质的累积能带来心脏 – 大脑双方面的益处。

芒果叶提取物

热带芒果产区使用芒果提取物由来已久，人们将它视为"身体和大脑的补品"，并用它来提振精神和身体能量水平。最近的科学研究表明，芒果叶提取物中含有大量叫作氧杂蒽酮的抗炎化合物。7 项临床试验都已证明，这些富含氧杂蒽酮的提取物具有增强心理能量（认知性能、大脑电生理学和反应时长）和改善运动性能（更高的功率输出、减少疲劳和加速运动后恢复）的功效。

荔枝果实提取物

荔枝果实提取物富含高吸收率的多酚类物质，包括儿茶素单体和原花青素低聚物。20 多项临床试验都已证明它可以帮助机体减轻体重、缩小腰围（超过 3 厘米）和减少 12% 的内脏（腹部）脂肪（相比于基线组和安慰剂组，持续 10 周）。此外，在一项为期 4 周的随机对照试验中，荔枝果实提取物还被证明可以减少压力激素（皮质醇）水平和炎症细胞因子（IL-6 和 IL-1beta）——经过 12 周后，它还能改善皮肤的颜色、质地、光滑度以及弹性（减少雀斑／瑕疵和皱纹长度／深度）。

对肠 - 心 - 脑轴有好处的补充剂

当通信信号在人体内的不同部分来回穿梭，频繁往返于我们的肠道、大脑和心脏之间的时候，人体内部会呈现出一种极其复杂和交错重叠的状态，所以，当讨论要吃点儿什么补充剂来保养这根"轴线"的时候，我们很容易被弄得混乱。正如第四章所讨论的，这根"轴"包含了神经系统（神经）、内分泌系统（激素）和循环系统（血液），涉及数百种诸如神经递质、脂肪酸、激素、内源性大麻素和许多其他种类的信号分子。也许整条轴线中最为重要（和最为可塑）的路径就是免疫系统，科学越来越多地表明，应该把免疫系统视为体内的一个"通信器官"——这有点儿类似于细胞的"小马快车"，它负责接收并将身体某部分的信息传递到别处。

2020 年，新冠大流行，为了防疫，全球都在施行隔离政策，当我在此期间写下这些文字的时候，已有数百万的人对心理健康和免疫功能投以了极大的关注，但几乎没有人能够完全理解这两者之间相互联系和相互依存的关系。

遗憾的是，大多数人只有在为时已晚时——在感染和生病之后，才会想到免疫系统。这时，人的身心感觉都很糟糕，我们认为需要"刺激"免疫系统来帮助提升个体感受，但实际上这并非一剂良方。过度刺激免疫系统可能和免疫系统受到抑制或不够活跃带来的影响同等糟糕，甚至更糟。免疫系统失活会增加人体遭受病毒感染（如感冒、流行性感冒和新冠肺炎）、细菌感染（如与鸡肉中的沙门氏菌和汉堡包中的大肠杆菌有关的食源性疾病）甚至罹患某类癌症的风险，因为这些都是能够行使适度调整功能的免疫系统应该关注的因素，在其中任一风险成为问题之前它就会对其加以识别和抗击。但反过来说，当免疫系统过度活跃，尤其是会没有"敌人"（如病毒、细菌或癌症）可攻击的时候，它就很可能会开始攻击你——这就是为什么我们会过敏、食物不耐受并患上自身免疫性疾病，如类风湿性关节炎、红斑狼疮、I 型糖尿病、克罗恩病、多发性硬化症和许多其他疾病的原因。

实际上，我们希望的是免疫系统的活动能"恰到好处"——既不要太过低迷也不要太过活跃——这样它就能在需要的时候迅速行动起来，有效地应对威胁，然后"功成身退"，按照它的设计初衷，扮演好监管员和通信器官的角色。这就是免疫系统的"启动"——通过对整个系统的培训与教育来使它变得智能，既能时刻做好准备应对威胁，又不至于过度激越以至于攻击面对的一切。当免疫系统能够被恰当启动的时候，人不仅不容易生病，而且感觉也会更好，此时我们不仅不容易患上感冒和流感，不容易过敏也不容易产生食物不耐受的情况，实际上还能有更高的心理活力水平（体力充沛＋精神敏锐＋情感健康）。

遗憾的是，虽然市场上有很多声称能够"刺激"免疫系统的补充剂（紫锥菊、接骨木、高剂量的锌和维生素 C，以及其他各种保健品），但真正经临床验证能够恰当地"启动"免疫系统的品种相对较少。好在少数经过了验证的产品在安全性和有效性上的表现都很出色——因此，虽然选择不多，但现有的产品都非常不错。

维生素 D

你可能听说过维生素 D 有利于强壮骨骼，有助于预防骨质疏松症——的确如此，因为它能帮助人体吸收饮食中的钙质。此外，还有一些令人振奋的新消息：维生素 D 可以帮助降低多种疾病的患病风险，包括糖尿病、心脏病发、高血压、慢性疼痛、多发性硬化症、抑郁、中风、类风湿性关节炎以及肺癌、前列腺癌、肾癌、食道癌、乳腺癌、卵巢癌、胃癌和膀胱癌。维生素 D 还可以调节免疫系统（启动与刺激），帮助防止炎症细胞因子的过度表达，并增加巨噬细胞（这些细胞是免疫系统的一部分，能迅速激活先天免疫系统）的氧化爆发潜力。科学证据还表明，维生素 D 的缺乏与包括自闭症和哮喘在内的免疫相关疾病有关。例如，冬季（光照减少时）高发的季节性维生素 D 缺乏症不仅与季节性情感障碍等情绪问题相关，还与免疫系统功能紊乱，比如多发性硬化症、I 型糖尿病、类风湿关节炎和自身免疫性甲状腺疾病等有关。许多科学家甚至认为，伴随冬季而来的维生素 D 缺乏症可能就是全球性流感爆发的季节性诱因。

很少有食物算得上是维生素 D 的良好来源，但你还是可以通过饮用乳制品、多吃谷物类早餐、高脂鱼类和蛋黄来做些补充。鱼肝油中富含维生素 D，但它往往也含有过多的维生素 A，这会干扰机体对维生素 D 的吸收，也会影响它的活性。因此，对任何人来说，如果你希望有更好的精神状态或更强的免疫系统（当然最理想的是两者兼而有之），那你就必须要补充维生素 D。在膳食补充剂中发现的两种形式的维生素 D 分别是 D-2（麦角钙化醇）和 D-3（胆钙化醇），其中 D-3 是首选形式，因为它在化学形式上等同于人体自然生成的维生素 D，在提高血液中的维生素 D 水平方面它也比 D-2 要有效 2~3 倍。每天服用 2000 国际单位的 D-3 有望将血液中的维生素 D 水平提高到 20 纳克 / 毫升，差不多就是一个普通人可能会"缺乏"的维生素 D 的量（尤其是在美国北纬度城市的冬季）。我住在犹他州，当地光照充足，所以在夏季我每天服用 1000 国际单位的 D-3，而在飘雪的冬季我每天服用 5000 国际单位。

β- 葡聚糖

β – 葡聚糖是 "β –1，3– 链聚葡萄糖" 的通称，它是一种多糖（基本上是一种长链糖分子），可见于酵母细胞和一些植物的细胞壁中。纯化 β – 葡聚糖（来自酵母）有助于免疫系统更好地抵御感染、感冒、流感病毒，以及癌症和肿瘤的侵袭。当免疫系统失衡（过度活跃或过度低迷）时，它不仅不能保护身体免遭病原体（细菌和病毒）的入侵，甚至还会反过来攻击它，将体内自有的细胞误认作危险的病原体，并引发氧化和炎症性自身免疫疾病，如狼疮和风湿性关节炎。当免疫系统 "过度活跃" 时，它就会将无毒无害的颗粒（如花粉或猫的皮屑）误当作入侵的病原体，继而引发过敏。免疫系统失衡的另一个副作用是会产生慢性低度炎症，这会增加癌症、心脏病以及其他与炎症等级升高相关的慢性疾病的患病风险，比如抑郁症。研究证明，β – 葡聚糖可以控制与 "指导" 先天免疫系统的活动，它是启动免疫系统和改善心理健康（心理活力）的最有价值的方法之一。

β – 葡聚糖可见于细菌、真菌、酵母、藻类、地衣和诸如燕麦和大麦等植物的细胞壁中。作为免疫调节剂，它们会触发一系列事件，来帮助调节免疫系统，提高其活动效率。具体来说，β – 葡聚糖会刺激巨噬细胞的活动，巨噬细胞是多功能的免疫细胞，它能摄取并摧毁入侵的病原体，刺激其他免疫细胞一同奋起攻击。巨噬细胞还会释放出细胞因子，当这些化学物质被分泌出来的时候，免疫细胞之间就能够相互交流。此外，β – 葡聚糖还会刺激致命的白细胞（淋巴细胞和自然杀伤细胞）与肿瘤或病毒结合，释放出抗肿瘤和抗病毒的化学物质。研究证明，从酵母细胞壁（酵母菌）中提取的 β – 葡聚糖对激发免疫功能和激活关键的先天免疫细胞特别有效，它增强了机体的免疫系统功能，提高了心理活力，也提升了整体的幸福感。

岩藻多糖

一种稍有不同的多糖（天然糖的长链），可与 β–葡聚糖互补。我们可从以下三种棕色海藻中获得其提取物：奥氏海藻、海带以及裙带菜。这些种类的海藻中含有高水平的岩藻多糖（一种硫酸化多糖），研究证明，岩藻多糖可以促进健康免疫系统的调节功能，改善细胞间的交流，并达到卓越的组织维护效果。岩藻多糖还可以直接改善胃部活动，缓解一系列消化道不适症状，包括腹胀、胃灼热、胃痛和其他餐后症状。

α-葡聚糖

还有一种稍有不同的多糖结构，就是 α–葡聚糖，从诸如平菇、香菇、金针菇、白桦茸和其他种类的蘑菇中可以提取到这种物质。科学研究已经证明，一般的蘑菇大类以及其中具体所含的 α–葡聚糖是可以增强广泛的免疫系统功能的。α–葡聚糖有一种特化的种类，叫作活性己糖相关化合物（AHCC），它来自香菇的"培养菌丝体提取物"。这代表它不是从蘑菇的地上部分（"子实体"），而是从地下菌丝体（蘑菇的根部或神经系统）提取出的 α–葡聚糖。活性己糖相关化合物的制造需要历经长期的脂质培养过程，这个过程里生成了令人难以置信的独特活性成分，30 多项人类临床研究都表明，这些物质对先天和适应性免疫反应具有支持作用。研究还表明，活性己糖相关化合物可以减少压力激素的暴露，改善慢性疲劳患者的情绪和能量水平，并刺激几种类型的免疫细胞的活动，包括自然杀伤细胞（参与防御病毒感染和癌细胞）和树突状细胞（调节先天和适应系统之间的免疫反应）。活性己糖相关化合物也可为肠道健康带来直接的好处，研究表明它能减少肠道炎症，这有利于发展健康的肠道微生物组，增加双歧杆菌，并减少梭状菌和大肠杆菌。

多种维生素

不言自明，对任何处于压力之下、生活忙碌或是想改善心理健康状态的人来说，吃点儿一般性的多种维生素和矿物质补充剂都是一件好事。体内发生的每一个与能量有关的反应，特别是那些涉及压力反应的反应，都要不同程度地依赖维生素和矿物质作为"辅助因子"来运作。例如，蛋白质和碳水化合物的代谢需要 B 族维生素；同样参与碳水化合物处理过程的还有铬；肌肉的正常收缩需要镁和钙；锌和铜作为酶的辅助因子需要参与近 300 个独立的反应过程；铁能帮助运送血液中的氧气。类似的例子不胜枚举。广受全球科学界公认的一点是，基本微量元素的亚临床或边缘性缺乏——特别是复合维生素 B、维生素 D、镁和 Ω-3 脂肪酸的缺乏——会导致心理和生理症状，这些症状与压力和精神状态不佳有关。这就是为什么我推荐每个人都要均衡摄入多种维生素，还要单独吃一些 Ω-3 补充剂。当你想要寻找一种能够平衡多种维生素 / 矿物质补充剂的时候，你会发现市面上的产品成百上千，每一种都各有其优缺点。无论选择哪一种，都要保证它能 100% 满足你对下列营养素的每日摄入量，因为这些营养素对支持整个肠–心–脑轴至关重要。

维生素 B6

色氨酸是一种必需氨基酸，它能帮助调节与放松和睡眠有关的神经系统活动。维生素 B6 能将你体内的少量色氨酸转化为血清素（人体关键的"幸福"神经递质），然后再转化为褪黑素（人体主要的"睡眠激素"）。如果饮食中的维生素 B6 含量不够，你身体的色氨酸代谢可能就会受到干扰。这可能会限制你体内血清素和褪黑素的分泌量，进而可能导致情绪紊乱、睡眠模式中断和失眠等症状。

维生素 B12

钴胺素或维生素 B12 对身体的一些基本过程很重要，包括脱氧核糖核酸和核糖核酸的产生、血细胞形成的调节和神经元的维护。缺乏维生素 B12 会导致贫血、神经损伤、抑郁、记忆障碍、易怒、精神病、人格改变和其他心理症状，因为诸如血清素和多巴胺这类神经递质的形成需要这种维生素的参与。如果个体在缺乏维生素 B12 的同时也缺乏叶酸，症状还会进一步恶化。因此，补充维生素 B12 可以改善睡眠、压力调节、能量水平和整体情绪，缓解抑郁症状，并防止大脑神经细胞遭受损伤。

烟酸

烟酸，也称维生素 B3，它对大脑的整体表现，包括情绪、睡眠周期和神经元的代谢等都至关重要。烟酸水平低会扰乱大脑神经元的发射过程，进而影响我们的情绪、记忆和睡眠 – 觉醒周期。烟酸通常被看作一种"能量型"维生素，但由于它也参与一系列广泛的代谢反应，所以它同样也被看作一种"放松和情绪"型维生素。

叶酸

叶酸，也称维生素 B9，是另一种"多功能"营养素，它会在调节心跳、神经功能、精神集中、记忆和情绪方面发挥作用。而这些指标都会直接或间接地影响睡眠。

维生素 C

维生素 C，也称抗坏血酸，它对血清素的生产至关重要。研究表明，缺乏维生素 C 可能导致情绪问题及睡眠时间的缩短与不稳定。维生素 C 也是产生多巴胺、去甲肾上腺素和肾上腺素的必要条件，这些神经递质能够提振身体和精神能量，使人产生被奖励和满足的感觉。

维生素 D

维生素 D 参与数百种与神经递质代谢、整体情绪以及心理功能相关的代谢反应，包括帮助调节免疫功能的广泛过程（肠－心－脑轴中的一个关键部分）。缺乏维生素 D 与季节性情感障碍所引发的抑郁症状有关，补充维生素 D（以及阳光照射）可以有效地将新陈代谢恢复至正常水平，从而促进个体的情绪和心理健康。

镁

足量的镁是刺激褪黑素合成并维持最佳神经传导效率所必不可少的条件。镁不仅可以帮你入睡，而且还能帮你睡得更沉更安稳。研究已经证明，镁的缺乏会让睡眠又"轻"又容易被搅乱——这有一部分是因为镁具有"镇静"神经系统的功效。

锌

由于锌要同时参与褪黑素和多巴胺的代谢，所以它对协调神经递质功能起着至关重要的作用，它还有助于保持认知能力。

哇！

你读完了本书中最长的一章——祝贺你。我希望它能帮你塑造一种观点，那就是如果你想通过有针对性的饮食补充来滋养整个肠－心－脑轴，你有一大堆非常安全、有效的选择。但正如我从一开始就说过的，膳食补充剂只是这整个拼图中的一小块碎片。每个人都得找出其他的拼块，用正确的方式将它们组合起来，使其能够按照我们当前和未来的期望去改善身体和心理健康。有些人可能期望通过降低压力水平来"提升感受"；另一些人可能并不需要降低压力，而是要提高复原力；还有其他一些人需要的是更好的睡眠、更清醒的头脑，还要能多上（或者少上）厕所。重点不是去关注个别补充剂或是孤立地看待它们所含的化学成分，而是要更多地看到总体的改进方案和它所仰仗的设计哲学——这事关整个系统工程——你可以按照常规去遵循这种安排，来使你的身心健康程度达到期望的水平。

第十章

"特洛伊木马"

——心理健康如何影响生理健康

读到这里，你可能已经知道"结论"是什么了，简单来说：通过改善心理健康，我们也能改善身体健康，甚至延长寿命。

这就是我常说的健康的"特洛伊木马"，从某种意义上说，它"哄骗"我们把注意力集中在"提升感觉"上，以使我们具备卓越的心理素质（压力更小、情绪更好、注意力更集中、精力更充沛、抗压力更强），但同时我们也在一步步地获得更好的身体健康状态（降低体脂、改善心脏健康、保持血糖平衡、行动更灵活、体感疼痛减少）。

近20年来，我一直使用这种"先让自己感觉好一点"的方法，来帮助人们提升在"当下"（几小时到几天再到几周）的感觉，同时也让他们在"以后"（几周后、几个月后、几年后）变得更加健康。这个方法能够奇迹般地帮助人们扭转肥胖、糖尿病、痴呆、关节炎、慢性疲劳、纤维肌痛、抑郁、焦虑、创伤后应激障碍、注意缺陷多动障碍、肠易激综合征和慢性疼痛等病症的发展。

"特洛伊木马"是希腊神话中的一个寓言故事。在故事中，奥德修斯（Odysseus）和一小队精锐士兵把自己藏在一匹巨大的木马里，而这匹马是特洛伊人和特洛伊城的象征。在围攻特洛伊城 10 年未果后，希腊军队放弃战斗离去，并留下了这匹巨马作为"和平礼物"，来象征特洛伊的胜利。当毫不知情的特洛伊人将马拉进城内，希腊军队却趁着黑暗折返回来，奥德修斯和他的手下偷偷从马里出来，里应外合，打开城门，并最终攻陷了特洛伊城。

我们将"特洛伊木马"作为一种比喻，来描述各种呼应协同的策略。在本书中，我们将注意力从"变得更健康"（这往往是一个漫长而艰难的过程）转移到了"提升感觉"（这往往更快、更容易）上，而后者的确更为直白和立竿见影。

为什么心理健康能促进身体健康

抑郁或焦虑患者几乎都会伴有一些身体上的问题。医学上将不同疾病总是共同发生的这种现象称为"共病"。以下都是常见的共病现象——抑郁症 / 疼痛、焦虑症 / 肠易激综合征、倦怠症 / 心脏病。近期研究清楚地表明，这类双重诊断实际上与肠 – 心 – 脑轴有着紧密的联系，并非出于偶然的"坏运气"。

历经了几个世纪，医生们肯定已经注意到了心理和生理健康问题之间存在联系，但他们通常将这种联系归结为行为因素。例如，抑郁症患者不愿服用药物，也不愿培养健康的习惯，所以他们的病才会越来越重。生病的人经历痛苦和功能受损，所以影响了他们的情绪状态：想一想，一个患有慢性背痛的人，日复一日地面对不间断的不适，那他会有更高的抑郁症患病率也就不足为奇了。然而，生物化学、生理学、心理学和基因组学的进步使我们能够找出贯穿肠 – 心 – 脑轴的潜在因素，而实际上这些因素才是心/身或心理/生理关系的根源。

为了说明为什么心身联系在外在表现上好像"只跟身体相关"而与心理无关，我们可以参考一下银屑病和湿疹。它们都属于自身免疫性疾病，并且会使皮肤出现红色斑块或片状鳞屑等表征症状。这些皮肤病患者经常伴随出现抑郁、压力以及微生物组失衡的情况，他们经常要面对的不只是因病情而产生的不适，还有因此所带来的社会羞耻感。

一些研究人员发现，银屑病患者更有可能患上抑郁症，而患有抑郁症的人更有可能同时患上银屑病关节炎（一种涉及关节炎症的并发症）。即使考虑到控制饮食质量、运动水平和体重所带来的差异，这种由身（皮疹）到脑（抑郁症）再到身（关节炎）的病程进展的风险依然会增加，这表明可能存在某些潜在的根源，或者某些最初看起来并不普遍的原因在之后变成了普遍原因。

正如我们在之前的章节中提到过的，研究已经证明，抑郁症和其他心理健康问题会增加中风、糖尿病和类风湿性关节炎等疾病的患病风险，同时它也是心脏病的有力预测因素（甚至比肥胖和高胆固醇等其他众所周知的风险因素更有预测力）。

在这一点上，本书提到的所有相关因素可能都有意义，你也许还会想到炎症、皮质醇、肠漏、微生物组失调，或是我们在前几章讨论过的贯穿肠－心－脑轴的诸多潜在目标中的任意一个。但是，我们需要牢记这一点：正因为这些心身状况的定义是"涉及多因素"的，因此，它们也需要同样"涉及多因素"的解决方案，来帮助我们达到最佳的感受和表现状态。

试图"孤立地"使用某种药物治疗或谈话治疗（甚至是两者的结合）的方法来解决抑郁症或其他精神健康问题，这是一种不明智的做法。科学和轶事证据充分表明，这种方法太过局限，它对优化心理健康几乎起不到任何作用。相反，我们需要认识到，对生活方式的干预越综合、越全面，就越能有效地帮助人们达到他们的潜能巅峰。这就是为什么我们需要扩展对于肠－心－脑轴的理解：在尽可能多的方面恢复平衡可以帮助我们在短期内感觉更好，这同时也能在长期内帮助改善身心健康并减少未来出现问题的风险。

心理痛苦和生理痛苦：一枚硬币的两面

随着大量的研究表明身体疼痛和情绪困扰之间存在着清晰而令人信服的双向关系，现代医学对于意识与躯体的人为区分正在逐渐消失。现在很清楚的是，以疲劳和疼痛为核心症状的慢性病问题是预测个体未来出现抑郁、焦虑和倦怠等心理问题的重要风险因素。反过来也是如此：有心理问题（尤其是抑郁症）的人往往有更高的风险患上慢性病，包括肥胖症、糖尿病、心脏病、肠易激综合征和纤维肌痛。尽管从严格意义上来说，我们并没有在处理身体和精神的"症状"，但很明显，无论在哪个层面上与身体或心理症状抗争，都会引发"生活质量"问题，如睡眠障碍、工作／学业成绩受损，以及社会功能的一般障碍。

尽管我们很清楚地知道，心理上的痛苦与身体上的痛苦密切相关，但我们往往对这种关联的存在原因或存在方式缺乏清晰的认识。正如前几章所讨论的，我们知道肠道有自己的神经系统（肠道神经系统），它们通过下丘脑－垂体－肾上腺轴与大脑（中枢神经系统）相连。当下丘脑－垂体－肾上腺轴（压力）遭受慢性刺激的时候，肠道神经系统和中枢神经系统会变得敏感化，此时神经信号被放大，就会导致体感痛觉增加，头脑痛觉也更令人感觉压抑。类似的，心理压力也会破坏免疫系统功能，增强炎症信号，从而强化疾病对身体的影响。事实上，多年来，许多科学家认为，慢性炎症是几乎所有人类健康疾病的根源，包括心脏病和抑郁症。

新进科学所进行的更为细致的评估表明：虽然炎症肯定是一个重要的潜在因素，但要解释心身联系的终极原因，免疫系统以及肠道微生物组对炎症的调节可能是更为深刻的根源。这并不是说微生物组是人类最新的"尚方宝剑"，所以我们只要修复微生物组就会好起来了。相反，它是为了强调一点，即原因是"多层次的"，我们可以在一个整体的、涉及多因素的"系统途径"中使用自然疗法，来全面恢复整个肠－心－脑轴的平衡，以优化心理健康和身体健康。

你的肠道有多年轻？

微生物组除了能在决定心理健康方面发挥突出作用外，它也正在成为影响衰老和寿命的一个关键因素。这意味着，当我们通过调节微生物组的平衡来"提升当下的感觉"，即让情绪更积极、注意力更敏锐、能量水平更高和复原力更强的时候，我们也能帮助自己"在未来更好地老去"，能够延长寿命，降低与年龄相关的慢性疾病的风险。

一个多世纪前，埃利·梅契尼科夫提出，大多数与年龄相关的健康问题都是由结肠通透性增加引起的慢性全身性炎症造成的——也就是我们今天所说的"肠漏""内毒素血症"和"炎症－衰老"——所有这些现在都被现代科学研究确定为人类衰老的突出、根本原因。

一般来说，健康成人往往有两个主要门类的高水平细菌：一种是拟杆菌，它们参与纤维（一种高度复杂的碳水化合物）的代谢；而另一种是厚壁菌，它们倾向于在简单碳水化合物（如糖）上茁壮生长。每个门类的细菌都会参与新陈代谢的许多其他方面的活动，但研究表明，这两者之间的比率（"F/B 比率"）可以作为衡量微生物组平衡和整体健康状况的一个重要指标。例如，较高的 F/B 比率（较高的厚壁菌和 / 或较低的拟杆菌）与糖尿病、体重增加和整体微生物组失衡（菌群失调）相关，而较低的 F/B 比率则与代谢的提升及更健康的老化相关。

老年人微生物组中的细菌多样性普遍较低，尤其是双歧杆菌和乳酸杆菌等"好"细菌的种类减少，而大肠杆菌和肠道细菌（这两种细菌都会损害肠道内壁并导致肠漏）却增加了。有趣的是，调查研究证明，百岁老人（超过 100 岁的人）和超级百岁老人（超过 110 岁的人）体内的双歧杆菌（产生短链脂肪酸）水平都特别高——在对蠕虫、苍蝇和老鼠的研究中也能看到，补充这类细菌能够延长它们的寿命——因此，我们可以期待这些菌种对人类也能发挥潜在的功效。

鉴于肠道微生物组和免疫系统功能之间的密切联系，微生物组 / 衰老之间相互关联的潜在机制可能是——微生物组多样性的减少（菌群失调）导致一定程度的免疫系统抑制，从而增加了感染、癌症扩散、炎症细胞损伤和组织修复不良的风险。一些人类衰老研究表明，衰老人群体内的短链脂肪酸水平下降了，特别是丁酸盐，它是肠细胞（我们肠道内壁的细胞）的主要能量来源。从这里，我们再次看到，肠道里发生的变化和身体其他部分的表现之间存在着强烈的关联。如你所想，百岁老人的短链脂肪酸水平也较高，这是他们的丁酸盐细菌（双歧杆菌）生产水平较高所带来的直接结果。

在健康的生活方式下，你的大脑是这样的

我们已经介绍过，选择健康的生活方式，如定期的体育活动、均衡

的饮食和认知的参与是保持心理健康的关键——这事关你当下的感觉和表现——但它们对我们未来的衰老也同样重要。

饮食和体育活动调节着整个身心的共同路径，包括神经元信号传递、炎症、压力反应、抗氧化剂防御和血糖平衡等。认知参与，如学习一项新的任务，像是演奏一种乐器或说一种新的语言，完成一幅拼图，或到一个新的目的地旅行，都可以增强大脑的"储备"，直接减少我们罹患痴呆症的风险，它还能通过改善我们的认知灵活性和战略问题的解决质量来间接改善抗压能力。最好的消息是，将体育活动与适当的饮食及认知任务结合起来，可以放大它们对身心带来的好处，使我们在肠－心－脑轴的每个组织系统中都能学得更好更快，衰老得更慢。

当个体到了中年期时，这些因素的影响似乎会表现得更加明显，因为此时人的生活方式最为复杂，环境压力往往也达到了巅峰。例如，多项研究表明，选择恰当的生活方式可以"缓冲"压力对大脑（如正念冥想可提高脑源性神经营养因子水平和刺激大脑可塑性）、心脏（如力量及耐力运动可提高心率变异性和促进心身复原力）、肠道（如水果／蔬菜中的多酚类物质可恢复微生物组的平衡和肠道完整性）以及轴的许多方面（如减少炎症和启动免疫系统以防止"免疫－衰老"的系统老化）所产生的不利影响。

大脑－身体－生物组的联系

也许身心之间最为一致和明显的联系就是肥胖和抑郁之间的联系。在全球范围内，有超过 19 亿人受困于超重的烦恼，而抑郁和焦虑则影响着近 7 亿人。

我的研究小组在几年内进行了一系列临床试验，研究我们如何通过综合使用益生菌、益生元、后生元和阳生素来调节微生物组的平衡，进而有效地管理大脑和身体。我们已经在全球的许多科学会议上展示了相关的研究数据，并在一些同行评议的科学杂志上发表过研究结果。

我们的多年项目包括一系列协调研究试验，如：挖掘肠－脑轴功能与心理健康之间的联系（研究 1）；探索心－脑轴与心理健康之间的联系（研究 2）；研究心理健康与身体健康之间的联系（研究 3）。各项研究及整个项目间的首要主题，是证明各种天然成分（益生菌、益生元、后生元、阳生素和草药提取物）可以帮助恢复相互关联的肠－心－脑轴的内部平衡，从而大大地、动态地改善心理健康参数。

◆ 研究 1（肠－脑轴）评估了微生物组参数（例如乳酸杆菌、双歧杆菌、阿克曼氏菌等），并将其水平与心理结果（例如抑郁、焦虑、压力）相关联。

◆ 研究 2（心－脑轴）评估了心脏效率（心率变异性），并将其水平与心理／生理能量参数（例如能量、注意力、活力）相关联。

◆ 研究 3（心理／生理健康）展示了平衡肠道和心脏参数能够如何改善心理（大脑）健康，这同时也与生理健康（血糖、胆固醇、心脏风险、皮质醇）的改善相关。

我们已经证明——并在一系列经同行评议的科学期刊文章中发表了如下成果——即特定的营养成分可以通过明确的作用机制，如改善微生物组平衡、降低炎症、启动免疫功能、增加心率变异性、改善心脏风险状况、平衡血糖和减少压力激素等，来对整体和心理情绪状态产生有价值的改善。

个别研究及整个项目都表明，自然的营养化干预措施很可能就是解决当前最迫在眉睫的全球流行病之一——即新冠肺炎的一剂良方，它也是一种开放和易得的方法，不像现有合成药方案那么高成本、高边际效益，也不会产生严重的副作用。

在这些研究中，我们证实了有针对性的营养干预可以可靠地预测并同时改善心理健康与生理健康状况。研究仍在持续，我们希望能扩大对自然营养化干预措施的认识，从而将人们的身心状况从"坏"引领到"健康"，并进一步走向"优化和繁荣"。

结　语

我们在本书开头提出过一条基本真理——在本书的尾声，有必要再次重复——那就是当今世界最大的健康问题不是心脏病、癌症和糖尿病等躯体疾病，而是抑郁、焦虑、慢性疲劳、睡眠不足和日常压力等心理状况。

当有压力时，我们更可能想吃垃圾食品，并造成腹部脂肪的囤积，但当我们具备复原力时，就不会被压力所裹挟而暴饮暴食，也能养成更好的饮食习惯。

在感到疲倦时，我们不太会去锻炼或是冥想，但如果我们睡眠质量良好，新陈代谢正常，就有足够的能量水平去为自己的生活提供动力。

在感到抑郁时，我们自顾不暇，更难与他人积极互动，但假使我们拥有好的心情，我们就更会爱自己，也更能将这份爱播撒到四面八方。

说"心理健康"是制药和生物技术行业、保健行业、更广泛的健康行业以及天然产物行业（包括功能食品、膳食补充剂以及营养和健康饮食领域的许多方面）中最引人注目的增长机会，这一点儿也不夸张。当然，这些只是我注册心理健康教练项目的部分原因，我的初衷还是要教育和培训人们去帮助他人提高心理素质。

我想在本章及本书的最后强调：我们在书中所涉及的一切不仅是经过

科学验证"为真"的，而且它们在你繁忙的生活中也都是非常"可行"的。我喜欢科学，但我更爱将科学应用到实际日常环境中的能力。这是最重要的，因为它能给真正的人带来真正的好处。

当在全球各地的科学会议上介绍这些成果时，当与健康领域的不同学科、不同专业的研究人员和临床医生交流时，我都会越发清晰地感到，心理问题和身体疾病都正在演化成流行病，我们亟须做点儿不一样的努力。

现代世界的快速发展显然已经使我们的身体进化和思维演进都超越了以往，而人类也都在为当前的心身健康状况付出代价。人类历史上从未有过其他任何一个时期像当代一样出现过这么多的抑郁、焦虑、倦怠、心脏病、癌症、糖尿病、慢性疼痛以及日常压力和紧张问题。同样，几十年来，我们一直抱着"治疗"现代疾病的期望，将自己浸淫在这些现代疾病的合成药物之中，但疾病的发生率却有增无减，而且它们对儿童和青少年产生的影响并不比成年人少。

我相信，要通过多因素干预途径来恢复三个"大脑"及整个肠 – 心 – 脑轴的平衡，这本书会是其中重要的一环。只有应用多因素解决方案来解决全球性的多因素问题，才有希望在每个人的一生中实现个人潜能的巅峰。

我希望你能借着阅读这本书的机会将书中提到的一些原则应用到你自己的生活中，这样你就能最大限度地提高自己的心理素质并且改善周围人的生活。

关于作者

肖恩·塔尔博特博士在玛丽埃塔学院获得了运动医学（学士）和健康管理（学士）双学士学位，在马萨诸塞大学获得了运动科学硕士学位，并在罗格斯大学获得了营养生物化学博士学位。他的研究主要集中在天然产物（膳食补充剂、草药和功能食品）对心理活力（体力充沛＋精神敏锐＋情感健康）、新陈代谢、减肥、抗压能力、运动营养及人体表现的影响。

塔尔博特博士也是国际奥林匹克委员会（IOC）运动营养项目的学位证书持有者，他还在麻省理工学院学习创业，参与过包括创业大师项目（EMP）、创业发展项目（EDP），获得过管理、创新和技术方面的高级管理人员证书（ACE）。

他曾在各种运动中担任过以下精英级运动员的营养导师。
◆ 专业铁人三项运动员
◆ 犹他爵士队（NBA 篮球）的成员
◆ 美国单板滑雪协会（2002 年冬季奥运会期间）
◆ 美国田径协会的成绩提升团队（PET）
◆ 美国奥林匹克训练中心（加利福尼亚州丘拉维斯塔）
◆ 皇家盐湖城（美国足球大联盟）成员
作为一名运动员，肖恩还获得过 2014 年"全球最健康 CEO"的称号，并在国家和国际层面上参加过以下比赛：

◆ 赛艇（作为美国国家队发展计划的一部分）

◆ 自行车（在普莱西德湖奥林匹克训练中心发展方案）。

◆ 铁人三项（持有专业执照 2 年，完成了 100 多项马拉松、超级马拉松和三项全能比赛，其中包括 18 个铁人远途比赛）

他是美国营养学会（ACN）、美国运动医学学会（ACSM）和美国压力学会（AIS）的会员。

塔尔博特博士最近的教育工程项目包括两本学术教材、一部获奖纪录片，以及几本被翻译成多种语言的畅销书。他已经分别在《奥兹博士秀》、TED 和白宫上宣传过自己的营养和健康教育工作。

他与家人住在犹他州和马萨诸塞州。